# Introducción

Hace muchas vidas me conocieron como Caballo Veloz, Manos Ligeras, Lluvia de Octubre, Alexandre, etcétera; hoy me conocen con el nombre de Georgette Rivera. Desde niña escuché a mi madre hablarme sobre su tatarabuelo Goyaalé, mejor conocido como el indio Gerónimo, jefe militar de los apaches Bendoke. A los cinco años le dije a mi mamá: "Cuando crezca voy a ser mago". Aunque dibujé a Merlín como un recordatorio de una de las cosas que debería desarrollar en este plano, se me olvidó en algún momento; sin embargo, entre los nueve y los doce años tuve un brote de conciencia que me llevó a revisar mi ficha técnica o, como quien dice, mi árbol genealógico.

De todos los antepasados que tengo, desarrollé una afinidad sorprendente con los judíos sefardíes y con el apache Gerónimo. Yo sabía que debía buscar en las reservaciones y bibliotecas cualquier cosa que me relacionara con él. El tiempo, que es bondadoso, más adelante me dio esa experiencia y conocí lo que es un "hamblecea"[1],

---

[1] Hamblecea es lo que se conoce como la "búsqueda de la visión personal", eso supone una relación muy cercana con su hábitat y el medio ambiente, esta búsqueda implica el retiro en soledad, ayunos, superación de miedos y peligros en los que la persona, en su encuentro con la naturaleza, hallaba un mensaje individual para conectarse con el Gran Espíritu. Algunos de los grandes jefes que lo consiguieron fueron: Caballo Loco, Alce Negro y Gerónimo, quienes relataron algunas de sus vivencias al vivir la experiencia.

un "pow wow"[2] y una fiesta "all nations"[3]; pese a todo, no fue suficiente. También me relacioné con el mundo del budismo zen, una filosofía integral que me permitió transformar de manera positiva mi potencial y que practiqué de forma extrema por más de doce años. Posteriormente, al encontrarme con el último Caballero Águila que había en México —Antonio Velasco Piña (1935-2020), un escritor mexicano quien abordó el legado cultural prehispánico—, entendí el mundo de los "graniceros"[4], el valor de nuestros Niños Héroes y la tarea de amor de Regina[5] hecha por todos los mexicanos en el '68 y que aún no ha sido comprendida en su totalidad.

Fue ahí cuando la expresión "abrir conciencias", ya tan trillada, en verdad me hizo sentido. Por esta razón, me dediqué más a mi labor como conferencista, escritora, médium, vidente, bruja (¿por qué no?) y otros tantos nombres atribuidos por la gente. La idea era que las personas conocieran su pasado, presente, futuro, karma, dharma, vidas

---

[2] Pow Wow es esencialmente una reunión a la que asisten algunos pueblos nativos de América del Norte, esta palabra proviene de la expresión *Narragansett powwow,* que quiere decir: líder espiritual; en esa reunión se canta, se baila, se convive y se honra a los nativos americanos. Cabe mencionar que también se utiliza para referirse a cualquier reunión de nativos americanos de cualquier tribu.

[3] Fiesta All Nations: reunión de más de 500 pueblos nativos americanos, en los que a través de bailes y cantos honran su cultura.

[4] Los graniceros, o ritualistas atmosféricos de origen prehispánico, constituyen un valioso recurso analítico para abordar las cosmologías indígenas en las que se insertan. Son ventanas abiertas a las nociones ontológicas, los rituales agrícolas y la organización nahua comunitaria.

[5] Ana María Regina Teuscher Kruger era estudiante de la Facultad de Medicina en la Universidad Nacional Autónoma de México (UNAM). En 1968, después de algunas irrupciones del Ejército en la Prepa 1 de la UNAM y en la Vocacional 7 del Instituto Politécnico Nacional, se suscitó el activismo político, los jóvenes querían que el gobierno cesara los actos represivos que se gestaron en ese momento. Regina y sus hermanos se impactaron tanto con estos acontecimientos, que se involucraron en los movimientos del '68 y ella, lamentablemente, perdió la vida en la Plaza de las Tres Culturas.

# Del dolor al amor

# Del dolor al amor

Encuentra la sanación emocional a través
de la comprensión del cuerpo y el alma

GEORGETTE RIVERA

Grijalbo

El papel utilizado para la impresión de este libro ha sido fabricado a partir de madera procedente de bosques y plantaciones gestionadas con los más altos estándares ambientales, garantizando una explotación de los recursos sostenible con el medio ambiente y beneficiosa para las personas.

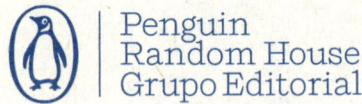

**Del dolor al amor**
*Encuentra la sanación emocional a través de la comprensión del cuerpo y el alma*

Primera edición: septiembre, 2023

D. R. © 2023, Georgette Rivera

D. R. © 2023, derechos de edición mundiales en lengua castellana:
Penguin Random House Grupo Editorial, S. A. de C. V.
Blvd. Miguel de Cervantes Saavedra núm. 301, 1er piso,
colonia Granada, alcaldía Miguel Hidalgo, C. P. 11520,
Ciudad de México

penguinlibros.com

Penguin Random House Grupo Editorial apoya la protección del *copyright*. El *copyright* estimula la creatividad, defiende la diversidad en el ámbito de las ideas y el conocimiento, promueve la libre expresión y favorece una cultura viva. Gracias por comprar una edición autorizada de este libro y por respetar las leyes del Derecho de Autor y *copyright*. Al hacerlo está respaldando a los autores y permitiendo que PRHGE continúe publicando libros para todos los lectores.

Queda prohibido bajo las sanciones establecidas por las leyes escanear, reproducir total o parcialmente esta obra por cualquier medio o procedimiento así como la distribución de ejemplares mediante alquiler o préstamo público sin previa autorización.
Si necesita fotocopiar o escanear algún fragmento de esta obra diríjase a CemPro (Centro Mexicano de Protección y Fomento de los Derechos de Autor, https://cempro.com.mx).

ISBN: 978-607-382-705-8

Impreso en México – *Printed in Mexico*

# Índice

Agradecimientos . . . . . . . . . . . . . . . . . . . . . . . . . . . . . 9
Introducción . . . . . . . . . . . . . . . . . . . . . . . . . . . . . . . . 11
1. *Ticket to release my spell* . . . . . . . . . . . . . . . . . . . . . 19
2. Historia del dolor . . . . . . . . . . . . . . . . . . . . . . . . . . 37
3. Recuerdos de Atlantis . . . . . . . . . . . . . . . . . . . . . . . 43
4. La enfermedad y la sensación de perderlo todo . . . . . . . . 49
5. Quién acompaña a quién . . . . . . . . . . . . . . . . . . . . . 57
6. Los caminos . . . . . . . . . . . . . . . . . . . . . . . . . . . . . 65
7. Dentro de ti está la respuesta . . . . . . . . . . . . . . . . . . 73
8. Las cuatro esferas y la quinta esencia . . . . . . . . . . . . . . 81
9. Primera esfera: Aire . . . . . . . . . . . . . . . . . . . . . . . . 85
10. Segunda esfera: Agua . . . . . . . . . . . . . . . . . . . . . . . 107
11. Tercera esfera: Fuego . . . . . . . . . . . . . . . . . . . . . . . 123
12. Cuarta esfera: Tierra . . . . . . . . . . . . . . . . . . . . . . . 173
13. Quinta esencia . . . . . . . . . . . . . . . . . . . . . . . . . . . 213
14. El cáncer . . . . . . . . . . . . . . . . . . . . . . . . . . . . . . . 217
15. Lesiones y enfermedades del cuerpo humano . . . . . . . . 219
16. El reencuentro . . . . . . . . . . . . . . . . . . . . . . . . . . . 237

# Agradecimientos

Al creador por darme la oportunidad de ejercer mi libre albedrío frente a cada reto y cobijarme con el gran regalo de la voluntad.

A Paulo, mi hijo, cuyo amor es la brújula que inspira mi caminar día con día.

A mis padres, con amor y reconocimiento.

A mis maestros por enseñarme a reconocer mi vulnerabilidad y regresarme al camino.

A Eli Rosales por su amistad en esta y en otras vidas.

A Janeth Gómez por su amistad que es generosidad y conocimiento.

A mis amigas y amigos con gratitud.

A los profesionales de la salud por la integridad con la que ejercen su trabajo: Dr. Roberto Almanza (QEPD), Dr. Alberto Magaña Rivero, Navila González (fisioterapeuta).

A mis directores editoriales, Andrés Ramírez y Enrique Calderón, por su confianza.

A ti, querido lector, por inspirarme día con día el deseo de compartir.

anteriores, etcétera, y posteriormente le dieran forma al conocimiento que cada una percibía, retroalimentándose con una lectura de sus vidas para que cada quien pudiera hacer con esa asesoría algo de provecho, en vez de recibir la típica sentencia de: "Vas a ser muy feliz, serás exitoso, tendrás dos hijos, recorrerás el mundo y vivirás por mucho tiempo".

Eventualmente, tuve experiencias desagradables con personas que al escuchar lo que veía querían desaparecerme porque la información que recibían no era lo que deseaban escuchar. Así, entre maldiciones y sortilegios, no volvían hasta años después, cuando comprobaban que les había sucedido aquello que un día habían escuchado de mí. Sin embargo, esto nunca llegó a importarme. Todos los días, estuviera en la Ciudad de México, Monterrey, Estados Unidos, Brasil o España, me disponía a trabajar con todo el amor del mundo, porque así lo sentía, le gustara o no al cliente. Me daba un enorme gusto cuando me comentaban que habían podido modificar algo en sus vidas, algo que antes no se hubieran atrevido a hacer.

No obstante, por años esa fuerza inexplicable de atender a tantas personas sin parar, sin cuestionarme y sin detenerme fue cambiando; empecé a perder las ganas de ir todos los días tras eso que me daba tanta felicidad. Sabía que algo estaba pasando conmigo y que el tiempo de limpiarme muy seriamente estaba llegando. Ya no sería *Ulpotha*,[6] el Camino de Santiago[7] o los seis "temazcales lakotas de cinco puertas"[8] al mes; ahora mi ser necesitaba algo más.

---

[6] Ulpotha, es una comunidad agrícola budista en el corazón de Sri Lanka, que ofrece a los huéspedes no sólo clases de yoga, sino también curación tradicional ayurveda en un entorno incomparablemente bello, tan cerca de la naturaleza como sea humanamente posible.

[7] Camino de Santiago es la denominación que tiene una serie de rutas de peregrinación cristiana de origen medieval que se dirigen a la tumba de Santiago el Mayor, situada en la catedral de Santiago de Compostela (Galicia, España).

[8] La *onikaghe* (cabaña de sudar o temazcal), simboliza a toda la creación y al vientre sagrado de nuestra Madre Tierra, en cuyo ombligo se colocan las "abuelas", piedras sabias poderosas del código genético de la historia de nuestro planeta. Cuando se entra al vientre de nuestra Madre, se regre-

Por dedicarme a una labor tan criticada, yo misma me convertí en mi mayor juez. Desconfiaba de todo aquel que predicara ser servidor "de la luz" y que terminara induciendo a los demás en el mundo de la oscuridad, de quien tratara de cambiar sus vidas vendiéndoles la idea de que el sexo, las drogas o la "medicina sagrada" les harían ver "la verdad". Aun experimentando las enseñanzas de mis maestros lamas o de mis parientes apaches, no me atrevía a ponerme en riesgo.

Después de unos días de meditación y de conexión, mi hermano Jorge —quien a pesar de ser menor, lo considero mi mentor espiritual— me sugirió visitar dos sitios donde hay un vórtex de energía muy poderoso y los milagros ocurren todo el tiempo. Me dijo que en el primero encontraría una comunidad de monjes que después de hacer algunos votos, entre ellos el de silencio, lograban escucharse al tiempo que realizaban tareas comunes y corrientes como la jardinería, labor que combinaban con algunos ejercicios de meditación y contemplación. En el segundo lugar vivía un hombre con un nivel espiritual muy elevado, quien adosaba entidades de altísima jerarquía y a través de ellas curaba y sanaba a las personas que asistían a sus consultas, que eran más de diez millones de individuos.

Confiando plenamente en los consejos de mi hermano, me encaminé en diferentes momentos de mi vida hacia las experiencias

sa a la inocencia del niño, pero al estar en el mundo se ingresa impuro. Humildemente, se espera a que ingresen las piedras para orarle a la sabiduría ancestral de las abuelas y al poder del abuelo fuego, quienes limpian y sanan los cuerpos y almas en un clima de silencio y veneración. Los participantes salen purificados luego de haberse conectado con el Gran Espíritu a través de una ceremonia, donde él se ha manifestado haciendo sentir todo su poder.

Las puertas, son el lapso en el cual se abre la puerta (valga la redundancia) y vuelve a cerrarse; cada periodo puede durar de quince a veinte minutos, normalmente son cuatro, pero dependiendo de la tradición o la región, pueden ser hasta seis. En la primera puerta todos se presentan, la segunda se conoce como la puerta del agua, a la tercera y más caliente se conoce como la de sanación, la cuarta se llama puerta del viento y aquí el calor va en declive, por lo tanto, se puede meditar mejor que en las anteriores.

más iluminadoras que he experimentado, y no por ello quiero decir que hayan sido menos dolorosas.

Durante varios años mis visitas a esos y otros sitios se volvieron continuas, pues en cada viaje tenía la oportunidad de ver un poco más y eso ameritaba un pronto regreso, hasta el momento que sentí que mi ciclo ahí había concluido. Luego decidí regresar solo cuando alguno de los maestros desencarnara o por algún tema en específico en el que fuera indispensable para mí estar de manera presencial en la energía de esos santuarios.

En ese lapso me di cuenta de que, aunque las crisis de fe me hacían sentir fatal, había personas que padecían verdaderas enfermedades físicas, emocionales, incluso mentales, por lo que agradecí que en mi caso se tratara de algo muy sencillo. En realidad no tenía nada de qué quejarme al ver a muchos niños y adultos que necesitaban asistencia de medicamentos, respiradores, muletas, sillas de ruedas, o de algún familiar para moverse y realizar las actividades más elementales a nivel fisiológico. Comprendí cuántas bendiciones tenía y al mismo tiempo supe que necesitaba aprender mucho en esos lugares sagrados, porque es muy fácil perder el rumbo y sentir que somos dignos de recibir todo cuanto deseamos. Cuando nos damos cuenta de que nuestros comportamientos y decisiones son las que nos colocan en el sitio que nos corresponde por lo que hicimos o dejamos de hacer, comprendemos que no hay nada justo o injusto, sino el resultado de lo que cada quien ha elegido consciente o inconscientemente.

Ver a otros individuos aceptar o rechazar sus experiencias fue lo que me ayudó a entender por qué elegí mediante la desconexión con el mundo espiritual regresar a éste con más claridad y fortaleza. Esto no quiere decir que lo haya logrado en el primer día; para ello tuve que pasar por muchos cuestionamientos propios y un sinfín de pruebas que me hacían dudar por cosas que me sucedían y que no deseaba experimentar. Cada vez me convencía más de que si no fuese por eso, no lograría corregir en esta vida aquello a lo que vine, y la oportunidad que se me dio para conseguirlo fue más que desafiante. Me di cuenta de que algunas veces no sabía nada y tenía bastante que aprender de los demás, como la humildad, la tolerancia, la paciencia y, sobre todo, guardar silencio.

Sería una mentira si escribiera que eso me llevó uno o dos años, fueron poco más de ocho y sigo trabajando en ello. Algunas personas cercanas, como amigos, familiares y pacientes, me acompañaron en este proceso en el que conocimos algunas falanges de amor y conocimiento, las cuales comentaré más adelante.

Durante este largo recorrido, me percaté de que había una constante que casi todos los seres humanos experimentan en mayor o menor grado, por largos o cortos periodos, a través de ellos o de sus seres queridos, bien sea por el pasado, el presente o el futuro, la presencia de un peligro real o imaginario imbuida en su ADN: el *miedo*. Éste reside en el cerebro de la persona, en la amígdala que está en el seno del sistema límbico, y puedo decir que se transmite de generación en generación

El miedo es como un control remoto que juega a cambiar los canales, solo que en este caso no cambia de número, sino de intensidad. Puede ser algo sencillo en apariencia, pero puede subir su magnitud y llegar a niveles muy altos donde se pierde la vertical en el tiempo presente. Después de haber vivido todo lo anterior, nació en mí el deseo de escribir este libro. En cierto sentido, es muy diferente a los anteriores, que se relacionaban con temas de la doctrina esotérica o místicos. Sin embargo, todo está ligado a una sola meta.

El miedo y el dolor son interruptores que encienden o apagan la luz, eso depende de cada quien, lo importante es saber qué hacer con lo que sucede en esos momentos que, como se dice de manera coloquial, "no se tiene cabeza", para lidiar con una situación, cuando la visión está nublada y los sentidos también. Se les tiene terror al miedo y al dolor, pero en realidad son una oportunidad que se presenta para obtener un aprendizaje, por eso quiero que conozcas su origen emocional y espiritual. Tal vez creas que llegan por su propia cuenta, pero no es así: tienen una razón muy clara por la cual aparecen en tu vida, y no les das la oportunidad de que te enseñen esa lección por la que se asignaron a tu camino. Posiblemente diseñaste ese dolor o quizás tu alma desea profundamente resarcir tu vida y darte otra oportunidad, pero es necesario disolver tu miedo.

Cuando el dolor se queda dentro del cuerpo o en las emociones, después de un tiempo toma forma. Es ahí cuando se presentan las enfermedades, mismas que para algunos médicos no tienen explicación; es en este momento cuando debes echarte un clavado dentro de ti, buscar la causa de un padecimiento que hizo nido a partir de un dolor y creció de tal manera que se ha convertido en una sombra que te acompaña a diario. Su origen viene de un mismo momento, tanto en el parto como en el nacimiento, y de ahí en adelante va poblando las vidas de las personas y se apodera de ellas cuando le dejan el espacio suficiente para anidarse.

La mayoría de las veces, la resistencia logra la persistencia del huésped, de la "enfermedad", y no es hasta que una persona se rinde total y absolutamente que empieza el verdadero proceso de curación y, posteriormente, el de sanación. Cada órgano del cuerpo alude directamente a un tema que en la mayoría de los eventos puede parecer descabellado, pues algunos individuos no encuentran la relación entre la mala convivencia que tienen en su vida con el padecimiento de una enfermedad renal; la conexión entre la incapacidad de comunicarse con la presencia continua de trastornos bronquiales o infecciones en la garganta; o la inhabilidad de controlar la vida de los demás con cefaleas y migrañas.

Existe una estrecha relación del padecimiento con temas que antes de entrar al cuerpo físico no fueron resueltos de manera emocional o mental, por lo que no es coincidencia lo que le sucede a cada persona. Hasta antes de esta fase, todos los seres humanos pueden hacer que todo aquello no resuelto salga de sus cuerpos; existen muchas opciones si uno acepta que está albergando cosas que más adelante no van a tener un ducto por el cual drenarse, así que si alguien se reconoce en ese proceso está a tiempo de hacer un cambio más que renovador en su vida.

La manera en la que una persona elige entrar en un proceso ortodoxo o no de sanación condiciona completamente el desarrollo de éste; sea cual sea el camino, lo que dicta el resultado final es la intención con la cual se inicia y la disposición que se tiene para enfrentarse a sí mismo. Es importante mencionar la diferencia entre curación y sanación, porque durante años ambas se han utilizado de manera indistinta, aunque cada una alude a procesos separados: la curación es física y la sanación es espiritual. Si una enfermedad regresa, significa que solo se curó el cuerpo, pero el espíritu no se sanó. Para que lo segundo ocurra necesita encontrarse la razón por la que una persona le dio cabida en su cuerpo a un evento que no digirió a nivel espiritual y no se permitió trabajar el perdón a otros o a sí misma.

En el caso de que una enfermedad regrese y el paciente, en pleno desarrollo de su conciencia, sepa que es su momento de partir, tiene la opción de hacer la paz consigo mismo, con el prójimo, e irse después de haber rescatado a su alma del naufragio, para que a la hora de trascender se vuelva a encontrar con el todo. La enfermedad es una oportunidad para hacer un alto, pedir asistencia en el camino, ponerte en las manos lo que tu conciencia o tu ser te dicte, atravesar por el pantano sin perder las esperanzas, conectar con la luz y reconocer el propósito de esta situación para trabajar en la misión de cumplir con tu cometido en este plano y en esta encarnación.

# 1

## *Ticket to release my spell*

Un domingo, muy temprano por la mañana, tomé un vuelo cuyo destino final sería el Santuario. Hice dos escalas, una en Inglaterra y la otra en Cape Town, mismas que se repetirían de regreso. Era en sí una peregrinación que haría para llegar a un lugar muy deseado; sentía como si eso ya me hubiera pasado, como un regreso al camino compostelano, como si esos tiempos de espera fueran suficientes para reflexionar sobre mi vida o para desarrollar mi paciencia y tolerancia, mismas que se habían diluido con el paso del tiempo. Así que casi un día y medio después arribé a mi destino, en el cual me esperaba una persona que me llevaría hasta el lugar donde mi vida cambiaría definitivamente.

Cuando piensas en Cape Town, de inmediato las imágenes que llegan a tu mente son los teleféricos que ascienden a la montaña de la Mesa, gente caminando cerca del malecón donde zarpan los botes todos los días hacia la isla Robben, y la lúgubre prisión que albergó a Nelson Mandela, hoy convertida en un museo. Sin embargo, eso quedó fuera de mi mente, pues todavía me faltaba un vuelo y un trayecto en auto por un poco más de dos horas para llegar al lugar en el que permanecería cuatro semanas y media.

Como era de esperarse, llegué verdaderamente cansada, así que dormí por varias horas. Después bajé y me encontré con las personas que venían a trabajar algún tema similar al mío. A la hora de la comida conocí a quien sería mi asesor durante el viaje y me integré con los demás; él nos dio una plática sobre el funcionamiento del lugar, las reglas, los espacios y los horarios que debían seguirse al pie de la letra. También nos explicó que por estar en un sitio donde se vibra a una energía elevadísima, era muy probable que experimentáramos diferentes estados de ánimo y eso fuese capaz de volvernos más vulnerables, por lo que no debíamos sentir el menor miedo o angustia al respecto. De esta manera, me dejé guiar por lo que sentía y nada más.

A estas alturas me había quedado muy claro que todo lo que me estaba sucediendo no era otra cosa más que una creación mía. Así, le di sentido a la frase "cada quien es el arquitecto de su propio destino", y a la vez entendí que es absolutamente cierto. Estar consciente de que estaba a 12 000 kilómetros de mi casa por decisión propia era toda una confrontación; o sea, decidí salir para volver a entrar. Suena paradójico, pero así fue: hay que vaciar para llenar nuevamente, lo que aclara por qué en algunos momentos eres recipiente y en otros eres dador, y en ocasiones lo segundo es difícil de asimilar, pues tanto para dar como para recibir hay que ser humilde.

## Conociendo el Miedo

*La emoción más antigua e intensa de la humanidad
es el miedo, y el más antiguo e intenso
de los miedos es el miedo a lo desconocido.*
–H.P. Lovecraft

El miedo tiene una serie de matices y niveles muy marcados, y al experimentar algunos de ellos por momentos se puede llegar a perder la razón, es decir, dejar la coherencia en las acciones. Por ejemplo, cuando se experimenta angustia, que es un estado de miedo más intenso, las personas sienten que el espacio se reduce, como si no fuera posible salir tanto de la situación como del lugar físico en el que se encuentran, la agitación en el pecho les genera una actividad cardíaca más rápida, los tics se hacen presentes y viven la conocida sensación de que al aumentar su frecuencia cardíaca el corazón se les va a salir del pecho. En un estado de quietud, en cambio, sabrían que esto es imposible.

La máxima expresión del miedo es el terror, en esta fase una persona puede quedar literalmente petrificada, sus músculos, huesos, articulaciones y ligamentos se quedan sin movilidad, se experimenta una rigidez tal que puede ocasionar algunas parálisis cuando el sujeto regresa a su estado previo al temor y, en el peor de los casos, hasta puede presentarse un infarto. En esta condición el individuo queda incapacitado para moverse, pensar o sentir; simplemente es abandonado por la consciencia y lo que se manifiesta es el instinto.

Al platicar con algunas personas sobre lo que los llevó al lugar donde fuimos a buscar nuestra sanación, me percaté de que ya habían pasado por algunas o todas las etapas del miedo. Saber que no querían vivir de una manera que consideraban dolorosa o dependiendo de algo o de alguien los colocaba en una posición muy frágil. Después de afrontar muchas cosas a nivel personal y familiar, decidieron probar algo diferente que les mostrara un camino nunca antes andado, donde su mejoría no dependiera de un especialista a quien endosarle una responsabilidad por los resultados, sino de ellos. No tenían idea de cuál sería el desenlace, el tiempo que duraría el proceso, el modo en que lo harían, los obstáculos que enfrentarían y todo lo que tendrían que dejar en el camino, incluyendo las relaciones con algunas personas con quienes habían tenido las suficientes diferencias como para cerrar un ciclo con sus viejos patrones de vida y la manera en la que los practicaron durante toda su existencia.

En este punto casi todos ya habían pasado por todas las etapas y tipos de dolor, ya habían renunciado a la vida o se habían dado una segunda oportunidad, ya habían hecho sentir a su familia la incapacidad de ayudarles, quizás sus esperanzas eran nulas o todo lo contrario. Con esto quiero decir que aquí se encuentran dos tipos de personas: los que no creen en nada y los que a pesar del temporal abrazan su fe y van a vivir todo tipo de experiencias al último rincón del mundo y se dan la oportunidad de experimentar aquello que se les presente para reconectar con ellos mismos.

## Todo tiene un porqué

Siendo hija de médicos, crecí con una cercanía ineludible con el tema salud versus enfermedad, conozco desde los analgésicos simples hasta los antibióticos de quinta generación, sé inyectar, cambiar un suero y purgarlo, así como esterilizar todo el instrumental de cirugía en un autoclave, por lo que si de sangre hablamos, no me asusta en lo absoluto. Por esta razón, la convivencia con los enfermos me fue tan normal que cuando alguno de ellos fallecía, tenía claro que en realidad solo estaba aprendiendo un tema que a todos nos ocupa.

Años más tarde, reparé en los procesos "de enfermedad" de algunas personas, desde el tiempo en que tardaron en recuperarse como las tantas veces que de nuevo experimentaban laceraciones en su cuerpo. Fue entonces que descorrí el velo de lo que sucedía, pues de nada me habría servido elegir unos padres con dichas profesiones si eso en mi vida no fuera a tener un significado más allá de lo que implica saber qué hacen, a qué se dedican y punto. Está claro que todo se acomoda de tal manera que se encuentra el sentido y el valor de las cosas, y tal vez en los momentos menos esperados. Por eso te invito a que no te desesperes si aún no sabes por qué han ocurrido algunas cosas en tu vida o por qué eres cercano a un grupo de personas o situaciones; créeme que un día vas a encontrar el sentido de todo lo que te ha sucedido y caminarás hacia la dirección que te lleve a cumplir con tu misión de vida.

Una de las bendiciones más grandes que un ser humano puede experimentar es saber cuál es su objetivo y su propósito en la encarnación en curso. Si realmente la persona ha trabajado lo suficiente, le será revelado aquello que en su vida debe corregir para elevar su conciencia y lograr que su alma llegue a la plenitud. En el momento que se alberga en el cuerpo físico, éste le habrá de servir como vehículo para alcanzar su transformación. No obstante, si esto no le sucede, es decir, si no sabe a qué vino, entonces pasará por muchas instancias —que pueden ser agradables o desagradables— que le inviten a despertar un incentivo real por el que se mueve diariamente o para el cual tenga una razón para abrir los ojos cada día.

Ahora bien, si en algún momento has tenido la suerte de saber cuál es el norte de tu vida, vas por el sendero correcto, y tu ese trayecto es donde se encuentran muchas de las respuestas que son importantes para tu avance. En el caso de que esa señal te indique que viniste a hacer un trabajo importante con tu salud en todos los sentidos —física, mental, emocional y espiritualmente—, entonces ya es más sencillo para ti. En ese momento es cuando te percatas de que no has sabido tratar, cuidar, valorar, respetar y agradecer a tu cuerpo, y para ello te suceden cosas específicas para que tomes las riendas de lo que solo a ti te concierne. En este caso todo lo anterior es una oportunidad para que tú puedas encontrar el camino hacia tu realización personal, sabiendo que es posible lograrlo al tener la oportunidad de rectificar y cambiar.

## Crisis de fe

Siempre he sabido que si algo se nos dificulta a los seres humanos es aprender de la experiencia vicaria, y así me sucedió. El ego nos traiciona y pensamos que todo lo podemos hacer solos; es ahí cuando le mandamos el mensaje a Dios de que no necesitamos ayuda, y el orgullo se apodera de nuestra mente y de nuestro corazón. Las resoluciones que se toman sin ayuda de Él son experiencias amargas que necesitamos pasar para seguir creciendo y aprendiendo.

Yo, por alguna razón, tomé algunas decisiones poco afortunadas, y no fue hasta después de algunos meses que me di cuenta de eso. De ahí se desataron muchas cosas, entre ellas resultados inesperados sobre mi vida personal, eventos imprevistos y pérdidas. Esto, aunque parece algo sencillo, a mí me taladraba la mente, pues no entendía el porqué; podía ver la vida de los demás, pero no me percaté de lo que nos sucedería a mi familia, a mí y a algunas amistades, o más aún, la razón por la cual no pude evitarlo. No solo era yo, también algunas personas me preguntaban y me juzgaban:

"Oye, Georgette, ¿por qué si puedes ver en la vida de los demás, no pudiste ver en la tuya?"

"¿Qué no te diste cuenta?"

"¿No puedes saber qué va a pasar en tu vida?"

"¿Por qué te equivocas si eres vidente?"

Es como si creyeras que una persona por el hecho de ser doctor no se enferma, un deportista no se cansa, a un chef nunca se le quema la comida, a un dentista no le da un dolor de muelas, a un pastelero no le queda insípido y sin forma un pastel o a un locutor jamás se le va la voz.

Yo solo contestaba que si pudiera ver todo lo que me sucedería viviría en un búnker y no me relacionaría con nadie, o bien ya me hubiera comprado el boleto ganador de la lotería y estaría disfrutando de mi ociosa vida en una isla con un Campari en la mano.

Aunque en apariencia esto no lograba ponerme mal, personalmente sí me juzgaba mucho, porque a lo que antes no le prestaba atención ahora lo hacía todos los días. Estaba tratando de ver y evitar que cada acción mía fuera a terminar en un desacierto, y si a eso le sumo algunas otras cosas que estaban fuera de mi control, pues evidentemente me encontraba, sin saberlo, frente a una gran crisis de fe.

Cuando se detecta una crisis hay que buscar sus causas, la raíz de su nacimiento, de qué manera se manifiesta en la vida de una persona y cómo la está afectando, para que sea más fácil y llevadero el proceso. En mi caso no me sentía contenta con lo que se había estado presentando en mi vida. Dios me había prestado un don y yo no estaba viendo con él lo que podía pasarme. ¿Acaso mi bola de cristal estaba empañada?, ¿mis naipes de la suerte estaban echados?, o ¿la sal me había caído encima? Podía ser cualquier cosa, pero a pesar de ello, no fue hasta más tarde que comprendí que no tenía por qué saberlo, el camino que yo misma había elegido y en el que era afortunada de servir a otras personas no debía usarlo precisamente para mi beneficio, esa no era mi misión.

Después de estar pasando internamente por esos eventos "desagradables", según mi punto de vista en ese momento, y al mismo tiempo sentirme enferma físicamente de todo, no sabía qué parte del cuerpo estaba en buenas condiciones. La verdad es que todos los días me había sobrepuesto a lo que sentía y me levantaba a hacer lo propio, pero hubo un día en el que supe que una energía muy densa, algo que no me pertenecía, como una nube gris que encuentra el instante para llover a cántaros, me estaba esperando para algo más. No es una cosa que tenga explicación; simplemente sabes que traes algo que no es tuyo y sé bien que tú o muchas personas que están leyendo este libro lo han experimentado.

Lo de menos es si es físico, mental o espiritual, el tema es que lo sientes y no lo puedes ver, pero sabes que actúa y toma fuerza. Cuando eso sucede toca los bordes de la desesperación, y si dejas que este tipo de emociones te invadan es porque te has apartado de la fuente, de tu conexión, has dejado de creer, te has sumergido en una vibración de muy bajo nivel. Lo único que nos regresa a esa fuente es la fe ciega y el amor. Mientras, hay emociones a las que se les pone atención, permites que te roben fuerza y sigues como al principio, ya no vas hacia un rumbo definido y poco a poco te sumerges en la desolación, y la tristeza absorbe tu energía.

## Algo no marcha bien

Cuando una persona vive plenamente y no tiene nada de qué quejarse, es casi seguro que no se dé cuenta de todas las bondades que le rodean; es como si experimentara un sueño profundo y perfecto donde todo es color de rosa. Habita en el lugar que le gusta, convive con sus personas favoritas, viaja sin preocupaciones, come todo lo que le apetece sin restricción, gasta en todo aquello que le agrada y, por si fuera poco, no le duele ni un párpado.

Este estado ideal en el que no existe preocupación parece una manera muy adecuada para vivir, y si en alguna época se asoma un pequeño desequilibrio, trata de mantenerse lejos o se aleja de la gente que considera negativa. Pero todo aquello que pasa cerca de un individuo tiene una función en su vida para obrar en su conciencia, por lo que te invito a que ante cualquier oportunidad que tengas de ver las necesidades de otro, revises dentro de ti: quizás sean las tuyas en alguna coyuntura. Ser solidario o cualquier cosa que consideres que va a brindar alguna ayuda será una buena elección.

Ahora bien, hay ocasiones en las que una persona sabe que le está pasando algo a su cuerpo, posiblemente se mira al espejo y su apariencia física no muestre un cambio significativo, pero puede ser algo interno, un malestar pasajero que no se siente como si fuera algo importante, y tal vez con una siesta todo quedaría arreglado; pero si no es así, puede tratarse de algo más.

En el caso de algunas personas, por algún estudio que les practican, casualmente se dan cuenta de que uno de sus órganos está afectado y no era precisamente esa parte de su cuerpo la que tenían que revisar. A veces a manera de aviso aparece un dolor y este más adelante se convierte en una enfermedad y por consiguiente persiste. En ese preciso momento se empiezan a cuestionar, y sus aseveraciones internas los llevan a elaborar juicios como éste: ¿Por qué me está pasando a mí?

Es común que al encontrarse en ese proceso una persona juzgue todo y se sienta vulnerable. Lo primero que hará es quejarse porque no entiende el motivo por el cual su salud se ve afectada, lo que la lleva a pensar que no merece en ningún instante pasar por este tipo de circunstancia. Esto le impide ver más allá de lo que le sucede; en su mente se desdobla la posibilidad de que si asiste a una consulta médica en poco tiempo saldrá del atolladero, o mejor aún, no tendrá nada de qué preocuparse y seguirá su vida como lo ha estado haciendo.

En el caso de que algún enfermo decida ir al doctor y luego de haber recibido tratamiento no se cure, lo más seguro es que el tema sea delicado y después de practicarle análisis minuciosos le den un diagnóstico poco alentador, ya sea que padezca de una enfermedad degenerativa, como diabetes, esclerosis o lupus, o invasiva, como el cáncer. En ambos casos puedo asegurarte que habrá una reacción nada favorable en el paciente y en sus familiares.

Es evidente que en esta etapa nada le dará consuelo a los involucrados, la manera en la que el grueso de la gente reacciona no es positiva y hay una tendencia a mezclar la queja con el tema del merecimiento. Sí, así como lo lees: nadie siente que merece lo que le está pasando, incluso piensan que otros individuos sí deberían pasar por esa experiencia y purgar alguna condena, no importa quién. También se han dado casos en los que amigos o familiares del enfermo atraviesan por fases de ira incontrolable, miedo, ansiedad, tristeza, negación, pérdida de la fe y muchas otras cosas propias de la situación de la que son partícipes.

En toda crisis existe la tendencia natural a rechazar de manera rotunda la coyuntura por la que se está atravesando: es tal vez el periodo más álgido. Las personas se encuentran irritables, enojadas, aisladas, carentes de voluntad o propósito, y esto da el motivo perfecto para que algunos se tiren al piso esperando que otros los levanten. Recibir una noticia de tal índole requiere, antes que nada, de aceptación ante todo presagio desesperanzador; si su expectativa de sanación es de 7 %, ellos lo toman como lo único que tienen y se aferran a ese número, de tal suerte que lejos de asustarse por el porcentaje más alto, el más pequeño se vuelve su tabla salvavidas, los lleva a salir a flote y les da una fuerte carga de sentido a su vida.

Ahora bien, no estamos educados para ver en la dificultad una oportunidad de cambio, sé que poca gente puede encontrar este momento inspirador y poético mientras sucumbe al dolor, la enfermedad avanza y el miedo se apodera de tu vida y de tus circunstancias. No obstante, es necesario; de lo contrario las posibilidades de lograr una mejoría mientras se encuentren en este escenario serán limitadas.

En mi caso, la relevancia de mi fe era incalculable por el valor espiritual que representaba: ahí había depositado largos años de esfuerzo, de restricción y sobre todo de constancia, los cuales se esfumaron en el momento que los alimenté con la duda y la incapacidad de ver que en este proceso se me daba la oportunidad de alimentar mi fortaleza espiritual y que había un fin detrás de ello. No fui capaz de encontrar ningún mérito a lo que estaba sucediendo y dejé de creer en las promesas que se me habían mostrado. Por tal motivo, puedo decir que pagué un precio muy alto; sin embargo, hoy en día puedo compartir este libro contigo y eso fue parte del acuerdo.

## Me duele

Todo comienza con esta frase: "Me duele". Para quienes están acostumbrados a decirla, es probable que en esta ocasión la expresen desde el fondo de su entraña, y para los que siempre se aguantan y se guardan todo, cuando la dicen es porque se saben en una situación muy difícil y están conscientes de que van caminando en el filo de la navaja. Un pequeño dolor puede ser el túnel que lleve a un sujeto a un camino largo y escarpado en donde aprenda a aceptar lo que le está sucediendo: abrazar este proceso hace que sea más fácil y rápido salir de ahí. Hay quienes se dejan caer en la victimización y se quejan todo el tiempo de esta obra que la conciencia universal les ha propinado injustificadamente y que les ha modificado el plan de vida que se habían trazado. En otras ocasiones, hay quienes no tenían un proyecto y es a partir de estas circunstancias que desean cambiar el guion de su película y fabricar una nueva historia donde tengan una segunda oportunidad de empezar de nuevo y seguir adelante.

Ese "me duele" puede ser una cadena de oportunidades que se le van a presentar a todos los involucrados padeciendo la dolencia, pues no solo está enfermo quien vive una contingencia de esta naturaleza; aquel que le acompaña también es un enfermo potencial en proceso de sanación. Como verás, el aprendizaje está en todas partes si logras conectar con un bien superior detrás de todo lo que se presente a partir de esta situación. Cuando todo marcha sobre ruedas no existe preocupación alguna, se puede disfrutar de la vida y de cada una de las cosas que brinda. Como lo has escuchado muchas veces, "un segundo puede cambiarlo todo". Hay tantos ejemplos que podemos identificarlos en otras personas:

- Todo estaba bien hasta ese accidente de motocicleta, y como consecuencia de esa caída se lastimó las vértebras y hoy en día no puede caminar.
- Se quejó de un dolor estomacal y al llegar al hospital le dijeron que era algo tan grave que necesitaba someterse a una cirugía.
- Los dejé solos cinco minutos y cuando regresé se habían quemado con el agua que dejé hirviendo, fueron quemaduras de tercer grado.

A esta lista de temas físicos se pueden sumar más ejemplos, y quiero enunciar otros que van íntimamente relacionados con lo mental y emocional.

## Mental

- No soy suficiente, yo sé que no estoy a la altura y eso me duele.
- Me dijo que no le gusto, pienso que nadie me va a aceptar y eso me duele profundamente.
- Esa muchacha terminó con mi sobrino y él no quiere ni salir de casa porque cree que a nadie le va a gustar, quedó muy lastimado.
- Se divorció dos veces y se ha convencido de que no le toca disfrutar de la vida en pareja y no está hecho para relaciones que impliquen más responsabilidad.
- Sale a la calle solo si va con alguien, piensa constantemente que la van a asaltar.

## Emocional

- Ella fue quien decidió dejarme y no lo supero, me duele saber que no se dio cuenta de quién soy y lo mucho que la amé.
- Mi hija dejó de hablarnos cuando se casó, su esposo se lo prohibió y a todos en la familia nos duele no verla y decirle cuánto la queremos; la encontramos la semana pasada y se siguió como si no nos conociera, es muy triste esta situación.
- Desde que la despidieron se ha dedicado a comer y subió 25 kilos, cree que si no sale de casa es mejor para ella.
- Él no se siente capaz de ir a firmar el divorcio, si la vuelve a ver piensa que será el tiro de gracia que lo hunda en la depresión.

Lo cierto es que de manera física, mental, emocional o espiritual, cuando empieza un dolor es el inicio de un camino impreciso, porque si bien hay dolores que terminan al tomar una píldora, un té, un descanso, al hacer una buena meditación o tomar una buena decisión, hay algunos que regresan y se acentúan y otros son totalmente desconocidos. Veamos cuál es tu caso o el de algún familiar o amigo cercano.

## Tipos de dolor

Leyendo la tesis de mi madre, la doctora Melizandra Aguilar, *El dolor como síntoma y como agente*, y algunas otras publicaciones, encontré que los dolores se agrupan según su origen:

| DOLOR | ORIGEN | DOLOR |
|---|---|---|
| Superficial | Cutáneo | |
| Profundo | Músculos, tendones, articulaciones y fascias | Somático |
| | Vísceras | Visceral |

Si me dedicara a enumerar todos los tipos de dolor que existen, tal vez se necesitarían más de dos publicaciones, diez años de investigación, estudiar la carrera de medicina y especializarme en epidemiología para lograr algo cercano a la realidad. Por eso elegí escribir sobre algunos de los más conocidos y que hoy día siguen siendo importantes, ya que de ellos se alimenta *el succionador*, a quien conocerás en breve. Por lo pronto te muestro los siguientes: dolor superficial, profundo, inofensivo, dolor que regresa, se acentúa, desconocido y dolor espiritual.

## Dolor superficial

Se dice que un dolor superficial es aquel que tiende a ser breve, coloca a quien lo padece en estado de alerta, a tener la actitud de protegerse contra peligros externos. Por ejemplo, el dolor cutáneo, el cual promueve movimientos rápidos, taquicardia y sensación de aumento de vigor. Estos dolores suponen poca atención y tienen una manera fácil de combatirse, no impiden el movimiento o la realización de actividades porque son momentáneos y lo que tienen de positivo es que te regresan al tiempo presente, a observar el entorno y a darte cuenta de que nadie es responsable de tus movimientos o acciones ni de tus pensamientos. El hecho de golpearse indica que la persona solo está ahí de manera física, pero tal vez su mente está en otra parte y el dolor es una oportunidad para situarse en tiempo y espacio real, por lo que te está invitando a revisar tus distracciones y distractores, o sea, a que vuelvas a ti y no vivas fuera de tu cuerpo.

## Dolor profundo

El dolor profundo lleva al paciente a guardar reposo, deprime y se agrava considerablemente con el movimiento, se produce disminución de la tensión arterial, provoca náusea y sudoración. Tiene la característica de ser persistente, difuso y puede irradiarse a zonas distintas del lugar de origen. Se experimenta de manera tridimensional, por lo que es expansivo y se propaga, esto da lugar al dolor referido, que es la experimentación de la sensación en un lugar diferente de donde se produce el estímulo, por ejemplo, una apendicitis o un infarto. A este dolor hay que darle crédito, no energía; puede que tu umbral sea muy alto y tengas la paciencia de aguantarte y automedicarte, pero si en algún momento resulta que ya no puedes con el dolor, lo más importante es pedir ayuda y tener claro que no será por tu cuenta que lo resuelvas.

Cuando mencioné que no le dieras energía, me refiero a no hacerlo más grande, o sea, no digas que te incapacita o que ya no puedes, solo céntrate en él mientras haces lo propio y te pones en las manos adecuadas, así te quedarán fuerzas para lo que se presente, de lo contrario, te consumirá, te hará sentir debilidad y por supuesto, no tendrás la cabeza en su lugar para afrontar cualquier diagnóstico.

## Dolor inofensivo

Este tipo de dolor es aquel que un día te avisa que algo diferente sucede en tu cuerpo; sin embargo, no te inhabilita, puedes seguir adelante. Si pudiera compararse con algo, sería como una pequeña astilla, no lacera y no lastima. Ahora bien, hay otros dolores semejantes a este: tal vez si experimentas un golpe o caída, en breve se manifestará un moretón. En esos casos es normal preguntar a un familiar o amigo qué puedes hacer y pueden sugerirte tomar un analgésico o aplicarte algún ungüento indicado para el dolor y la desinflamación. Los eventos que pasaron se guardan en tu experiencia y eso te hace saber que, si en un futuro ocurre algún incidente como los anteriores, tú sabrás cómo proceder y la manera de remediarlo. Incluso si fuera un tema emocional, el hecho de pasar por un enojo con un familiar o con tu pareja te hará sentir molestia, pero luego sabrás que más que una sensación de dolor fue una situación de enojo o de tristeza, y en unas horas, quizás con un guiño, un abrazo o un ¡discúlpame!, quedará todo arreglado. La conclusión aquí es que después de lo vivido adquieres experiencia, y por ello sabrás cómo actuar la próxima vez; siendo muy objetiva, de este tema no tendrás que preocuparte, es parte de la vida, incluso de la formación de una persona.

## Dolor que regresa

Este dolor tiende a ser pariente del anterior, pero más agudo, y ¿cómo es esto posible? Pues resulta que aun cuando parece ser producto de una leve indigestión que se alivia con un digestivo, bicarbonato o sal de uvas, esta dolencia regresa al poco tiempo y se aminora al tomar alguna prescripción médica. En este esquema parece que todo empieza a funcionar, pero meses después regresa el conocido dolor. Obvio quien lo tiene desea evitar la visita al doctor y hará lo mismo con la última receta que le fue dada. Esto puede ocurrir durante años, para unos más que otros, dependiendo de su actividad, constitución física, hábitos alimenticios y estrés. Pero un día tu cuerpo te hará saber que este dolor ya tan tuyo no te permite moverte, y para tu fortuna hay un familiar contigo que insiste en acudir a un hospital, donde te hacen estudios y te dicen que tu vesícula está llena de arenilla y lodo biliar; esto significa que la tienen que extirpar. De haber hecho caso antes, hubieras podido evitarte esto, pero en este punto no hay nada más que hacer, pues las consecuencias no se harán esperar si la vesícula revienta, y ahí no te darán más que unas horas para llevar a cabo una cirugía forzosa.

Un dolor así puede ser en cualquier parte del cuerpo y no solo el que ocurre en el aparato digestivo y vías biliares, como lo cito en el ejemplo. Esto también puede pasar de manera emocional tras una ruptura de cualquier tipo. Por ejemplo, llorar desconsoladamente por alguna pérdida puede durar dos o tres días; pasado un tiempo, en apariencia se regresa a la normalidad, pero cada que sucede algo que no se espera, que no es del agrado de la persona, se vuelve a enganchar de la pérdida anterior y lágrimas amargas se hacen presentes durante los siguientes tres o cuatro días. Después de esa tanda de tormentas internas, se retoma la vida ordinaria y se sigue en el camino. Pero sucede como con la vesícula: por estar postergando lo evidente dejas que esta situación te controle, estableces una relación larga y duradera con estados de ánimo en baja vibración y se generan pequeños coqueteos con la angustia, ansiedad, miedos y otros aliados de estas emociones, y es ahí cuando se genera un romance con la depresión.

Este tipo de dolor te enseña que, por más que lo conozcas y creas que puedes con él, el hecho de que vuelva más de tres veces es un indicador de que necesitas ayuda. Al ponerte en manos expertas lograrás salir de esta fase que para mí es siniestra, pues se repite, se repite y se repite.

## Dolor que se acentúa

Es una combinación del dolor inofensivo con el dolor que regresa. Pueden experimentarse diferentes umbrales, tienes la plena seguridad de que se va a ir y también de que se va a prolongar más de lo que eres capaz de soportar, y por ilógico que parezca, suele disfrutarse el estado en que se va, se intensifica o vuelve. Se sabe que la migraña es un dolor que se acentúa dependiendo de su tipo, y mientras no se haga un estudio que defina de qué clase es, la molestia no cederá. La manera más sencilla de abandonar este tipo de aflicción es la aceptación de lo que te atormenta, de lo que no puedes cambiar, y después permitir que te ayuden para que de inmediato tu sistema inmunológico se restablezca. Así, tus pensamientos cambian; es decir, no eres solamente aquel que cometió una omisión, sino también aquel que puede corregir y asumir las consecuencias.

## Dolor desconocido

Este sí es como un idioma que escuchas por primera vez, es uno de los más difíciles de enfrentar, pues la mayoría de las veces ni siquiera sabes qué te duele y esto depende de la circunstancia por la que estás atravesando. En este caso quiero mencionar la situación que se presenta cuando un individuo está con un dolor tan fuerte en el brazo que cae desmayado, y después de unas horas, o tal vez un día, despierta en un hospital y le dicen que fue víctima de un infarto. Ese momento es como un *black out*, simplemente el dolor fue tan intenso que rebasó su umbral y se dejó ir, no pudo más. Al regresar al aquí y el ahora, esa persona experimenta un *shock* porque una de las cosas que podrían no haber pasado es despertar a la vida y enfrentar el presente con una responsabilidad diferente.

Otro dolor que nadie desea experimentar, y que tampoco piensa que va a pasar por él, es la pérdida de un hijo; las otras pérdidas suelen ser dolorosas, pero se viven como parte de la vida. La de un hijo es innombrable, es una pena tan grande que algunas personas ni siquiera logran asimilarlo el resto de su vida. Esos dolores tienen dos vertientes: aquel que pone de excusa y pretexto esta vivencia para desconectarse de los demás y caer en la victimización, o quien de manera positiva acepta el hecho de lo que pasó y toma responsabilidad de lo que tiene que hacer en adelante, vence cualquier tipo de obstáculo que aparezca en su camino y expresa con profunda gratitud su existencia en este plano, presentándose al servicio del bien común.

## Dolor espiritual

¿Cómo?, ¿es posible que exista este tipo de dolor?, ¿cómo habría de saber una persona si lo ha sentido o ha pasado por ello?, ¿en qué parte del cuerpo se aloja? No duele como un hueso, músculo o la piel, ya que ese dolor puede atenuarse con una píldora o un remedio casero. El dolor espiritual suena y se oye diferente; es probable que tenga un parecido al dolor desconocido, con la diferencia de que se encuentra fuera del cuerpo. En alguna parte produce un hueco y, como se dice coloquialmente, se siente un vacío en el pecho. Estoy segura de que muchos de ustedes lo han vivido. Se manifiesta de muchas maneras, pero las más comunes son cuando experimentamos la pérdida de un ser querido, cuando termina una relación de trabajo en la que habías planeado tu presente y tu futuro, o cuando alguien te confiesa que no te ama. No obstante, duele más allá de lo comprensible cuando te sientes separado de la fuente y de los demás, cuando no tienes un objetivo que te lleve a la realización de tu vida, o cuando no tienes algún vínculo que refuerce tus creencias.

Quienes viven este dolor eventualmente lucen desvinculados del tiempo presente, evaden tal vez las experiencias en tiempo real; es decir, son tan contenidos que pueden no expresar absolutamente nada en su rostro o de manera kinesiológica. Su vivencia es interna y silenciosa, y eso puede ser también un factor para empeorar su estado o desarrollar alguna otra enfermedad.

En el otro caso hay quienes piden ayuda y logran de alguna manera levantar la mano, se dan la oportunidad de librar una batalla casi perdida con ayuda de algún especialista de la salud, sea holístico, homeópata o alópata. Este dolor también viene cuando has desafiado a la conciencia universal y necesitas que algo te sacuda, necesitas vibrar, porque solo así te conectarás a las cosas, entonces esta vibración romperá tu rigidez y te hará salir de tu interés en lo material.

## Dolor es dolor

Es cierto que en cualquiera de los casos que te he descrito, el dolor es dolor. Pese a que suena a barbarismo, ninguna persona puede asegurar que el dolor es leve, moderado o fuerte si no es el portador. Puedo dar muchos ejemplos de dolor, pero todo esto tiene que ver con dos cosas específicamente: el umbral que cada sujeto es capaz de soportar y la voluntad que a lo largo del tiempo cada ser humano desarrolla bajo diferentes circunstancias. Cabe señalar que no se puede cuestionar el sufrimiento de nadie, es subjetivo, personal, único e irrepetible; es aconsejable que cada sujeto experimente su dolor. Si estás cerca, ofrece tu ayuda, pero no cuestiones, solo mantente ahí. El hecho de acompañar a alguien en este proceso no es gratuito, quizás sea un gran regalo. Tal vez esa persona se prestó a vivir esta situación para que tú pudieras desarrollar mayor entendimiento hacia los demás. A través de él o ella, tú lograrás hacer un alto, ofrecer tu apoyo y, ¿por qué no?, practicar la compasión.

El dolor es un código sagrado, hay que interpretarlo, permitirle que penetre en el cuerpo para saber a qué te estás enfrentando, es una forma de conocimiento a la que casi nadie tiene la sensibilidad de agradecerle, de dejarse rendir ante él y de admirar. De cierto modo, en el momento que llega se establece una relación en la que uno de los dos va a sucumbir, y te aseguro que no será él, sino tú. Hasta para dejarte caer frente al dolor necesitas ser humilde, verlo como parte de tu proceso personal. El camino fácil será que digas que no lo mereces, que te deje en paz, etcétera; con esto sólo conseguirás que aumente, por lo que te invito a escribir a continuación todo eso que el dolor te impide hacer:

_____
_____
_____

Ahora bien, una vez que escribiste todo lo que el dolor ha sido capaz de limitarte, quiero que describas cómo eras antes de él:
_____

¿Seguro(a) que eras así? ¿O es como deseabas ser?

Te dije que hay dos caminos: el primero es el de enumerar todo lo que el dolor te ha limitado, o más bien, tú te has limitado a partir de su llegada. El segundo es donde comienzas a ver lo que te está sucediendo, una gran oportunidad para hacer un cambio. Es importante que veas el dolor como un aliado para salir de un proceso ya de por sí complicado y muy accidentado.

# 2
# Historia del dolor

Dolor proviene de la palabra latina *poena*, que significa castigo, y paciente deriva del latín *patior*, aquel que aguanta, soporta o es capaz de padecer dolor o sufrimiento. Por donde quieras verlo, estos términos no son nada esperanzadores, casi implican en sí el hecho de purgar una condena. En efecto, hay personas que después de pasar por periodos muy largos con algunos malestares o una enfermedad, viven como si no llevaran una carga tan pesada porque se han acostumbrado a lidiar con ese grillete que les impide disfrutar de la vida y sus bondades. A toda hora un dolor inenarrable, un mareo, el adormecimiento de alguna extremidad, la falta de respiración, náuseas, insomnio, crisis de angustia, ansiedad o cualquier otro motivo propio de la condición que enfrentan son lo suficientemente imponentes como para pausar su vida por instantes, minutos, horas o días. Por eso se dice que "sólo quien está enfermo sabe cómo se siente" y esto es muy cierto, un malestar puede experimentarse de maneras diferentes, por decirlo de alguna forma, un padecimiento pequeño puede ser para otra persona algo insoportable y viceversa.

El dolor ha acompañado al hombre durante toda su historia, desde la antigüedad hasta nuestros días. El hombre primitivo tenía la creencia de que el dolor se localizaba dentro del cuerpo y su causa eran los espíritus de los muertos que podían entrar en él por los orificios del cuerpo. En la etapa neolítica el hombre trataba de aliviar el dolor físico con la savia de algunas plantas o la sangre de algún animal, implorando a sus dioses, colocando paños fríos o calientes en la zona afectada, o a través de hechizos.

Hacia el año 4000 a. C., en Sumeria se dieron los primeros indicios del uso del opio para calmar el dolor a través de la planta Hull.

En la Antigua Mesopotamia, lo que hoy se conoce como Irak, los médicos conocidos como "Asu" practicaban exorcismos a sus pacientes para aliviarles las dolencias del cuerpo, al tiempo que pronunciaban oraciones para lograr el indulto de los dioses, pues para ellos el dolor tenía un origen divino; en esta época los tratamientos y honorarios médicos se basaban en el Código de Hammurabi.

En Siria, cuando se practicaba una circuncisión, el método anestésico consistía en comprimir de manera bilateral las arterias carótidas en el cuello del paciente para producir una isquemia cerebral y así llevar a cabo la pérdida de la consciencia para hacer una cirugía sin dolor.

Curiosamente, para los egipcios la muerte y la enfermedad penetraban en el hombre por los oídos y la fosa nasal izquierda, y por esos mismos orificios tenían que ser expulsados. Ellos usaron el opio para aliviar los dolores de cabeza, y para otros males usaron mandrágora, adormidera y hachís.

Hacia los años 400–700 a. C. en el Perú, los indígenas nativos consideraban que la hoja de coca era un presente que Manco Copac les había legado en consideración por todo lo que habían sufrido; con esta hoja podían eliminar el cansancio y obtener saciedad en caso de no haber comido. Mezclada con cal, ceniza y saliva del curandero, se colocaba sobre las heridas para mitigar el dolor. Al ser utilizada de esta manera fue considerada una especie de anestesia local, y por este medio pudieron incluso realizarse algunas trepanaciones.

En México los mayas consideraban el dolor como sinónimo de muerte, ellos les daban a las mujeres embarazadas el estramonio que contiene varios alcaloides, entre los que se encuentran escopolamina y atropina, que funcionaban como analgésicos. Al permanecer el dolor con el hombre como un perro fiel, el ser humano ha buscado la manera de luchar contra todos estos síntomas y molestias.

Como te darás cuenta, el dolor ha sido la causa de que el hombre, en su intento por combatirlo, haya sido capaz de encontrar en las plantas, raíces, cortezas de árboles y algunos otros elementos de la naturaleza, la ayuda necesaria para apaciguar cualquier calamidad que el cuerpo físico tuviera. Posteriormente llegaron otras enfermedades no visibles, de origen mental y espiritual, y aunque para ellas también existen algunos medicamentos, hay otras que no logran encontrar el norte aun con este tipo de paliativos. Por lo tanto, los remedios que se precisan son de otra índole y ello invita al hombre a buscar más dentro de sí mismo.

Se ha hablado mucho de que el origen del dolor comenzó hace miles de años; sin irnos más lejos, recordemos algo significativo que ocurrió en el paraíso. Después de satisfacer los deseos de sus ojos y de la carne, Eva es condenada a sufrir múltiples dolores por el pecado. Si ella no se hubiera dejado engañar por la serpiente, no hubiese comido del fruto prohibido, ni dado a Adán del mismo, la historia sería diferente, reinaría el amor y todo se resolvería mediante la sabiduría.

## El parto

> *Y Dios dijo a la mujer: multiplicaré en gran manera los dolores en tus preñeces; con dolor darás a luz los hijos, y tu deseo será para tu marido, y él se enseñoreará de ti.*
> (Génesis, 3:16)

"Parirás con dolor", así lo dijo Dios cuando expulsó a Eva del paraíso, es una condena que ha acompañado al hombre desde principios de la Creación, sin excepción de credo, nacionalidad o edad.

El parto es un proceso mayormente doloroso. Puede terminar en cuestión de unas horas, pero cuando no es de ese modo, pone a prueba la resistencia emocional, mental y física de la madre. Pero eso no es todo, pues aun cuando se puede tener una vaga idea del intenso dolor de la parturienta, para el bebé que nace la historia es mucho más dolorosa, aunque más corta, y justo en este punto cabe hacer una desambiguación.

Cuando Dios dictó esta sentencia "parirás con dolor", no se refería precisamente al dolor físico que la madre parturienta experimentaría durante el alumbramiento, sino al dolor del alma que no quiere encarnarse en un cuerpo para regresar a arreglar su karma, esas almas antes de bajar se encuentran en un mundo perfectamente resguardado del que no desean salir. Sin embargo, al hecho de que Dios las envió a este mundo es a lo que se le denomina "alumbrar con dolor". Se dice que el primer dolor y el más grande que puede sentir el hombre es el de su nacimiento; en el momento que está siendo expulsado del vientre materno, la adhesión o la energía al transmitirse a un cuerpo consciente de su existencia causa sufrimiento. En pocas palabras, el llanto del niño es producto del inmenso dolor que siente al momento en el que se expanden sus pulmones, los cuales estaban comprimidos antes de su primera inhalación de aire. A esto se le llama oxigenación, y al mismo tiempo a nivel espiritual está ocurriendo una transmigración. Por lo que se infiere que todo cuanto ha sido creado, como el cielo y las estrellas, no significa que no se haya parido con dolor o de manera inmutable.

## El gran despertador

Pese a todo lo mencionado, el dolor no es tan malo como te lo han platicado o como lo has experimentado, tiene una función en específico y es un gran despertador. Al fungir como un despabilador se entiende que una parte de ti o todo tu cuerpo estaba dormido, no se daba cuenta de lo que le estaba sucediendo dentro o fuera. Un reloj, además de dar la hora, también puede programarse a una hora determinada para despertar a alguien. Esto quiere decir que una persona que tiene alterado su ciclo circadiano no lo hará por sí misma y, por lo tanto, necesitará una alarma para abrir los ojos. Es cierto que un reloj te despierta y te pone en acción, te señala el momento de poner un pie en el suelo y hacer lo propio; pero en este caso, el dolor hace contigo más que eso.

Justo en este punto voy a utilizar la palabra despertar en inglés: *awake*, la cual remite a un despertar de conciencia. Es importante mencionar la diferencia entre "despertar" y "despertar de conciencia", el primero te lleva a realizar tus actividades cotidianas, y el segundo a tener un propósito al hacerlas. Por lo tanto, si te remites al dolor, no es lo mismo sentir una dolencia, que preguntarte para qué se presentó y en qué te puede ayudar. Si te atreves a hacer esta pregunta seguro obtendrás respuesta, nada en la vida es casualidad y todo dolor tiene un fin para cada ser humano. Lo ideal sería despertar tu conciencia para expandirse a lo largo de tu padecimiento y la experiencia del mismo.

¿A ti dónde te duele?

_____
_____
_____
_____
_____
_____
_____
_____
_____

# 3
# Recuerdos de Atlantis

*"A todas las mujeres se nos dieron tres ojos, dos en el rostro y uno en la nuca, podíamos ver a kilómetros de distancia, tuvimos visión global que nos permite ver en 360°. Desafortunadamente, utilizamos este regalo para fines mezquinos y nos fue retirado el ojo en la nuca; en este tiempo se vivieron muchos excesos, abusos de poder y manipulación, luego vino el maremoto como parte de la limpieza para generar balance y a partir de ese momento dejé de hablar. Recuerdo caminar colina arriba mientras el agua inundaba la tierra, dormía debajo de algún árbol o sobre piedras; después de algunos meses de seguir caminando, cayendo y curando mis heridas físicas, supe que estaba lejos, muy lejos de lo que algún día fue mi hogar, afortunadamente el lenguaje telepático no me abandonó, recibí el mensaje de internarse bajo tierra y así lo hice, pasaron muchos años antes de que pudiera ver la luz del sol nuevamente, tantos que me acostumbré a ver perfectamente en la oscuridad".*

Uno de los lugares donde más se enseñó a las personas sobre el cuidado del cuerpo físico y todo el potencial que hay en él fue en la Atlántida. La conciencia que sus habitantes desarrollaron sobre el organismo fue en verdad un acceso a uno de los muchos sellos que hoy están bajo custodia de unos cuantos y se mantienen secretos y a discreción de muy pocos. Acceder a esa información puede suponer una búsqueda larga y dentro de muchos círculos de poder.

Dejando eso a un lado, en Atlantis, más allá de una veneración al cuerpo, había una cultura del mismo, considerado como el vehículo vital que alberga el alma. A través de él se podía experimentar una vida espiritual; hombres y mujeres tenían un lugar sagrado donde estar consigo mismos. Los atlantes no tenían culpa ni vergüenza, ellos se sabían con un cuerpo capaz de sentir y por ello se miraban al espejo, usaban todo tipo de esencias, aceites, bebidas y alimentos, los cuales estaban a su disposición para que probaran todo aquello que les gustaba, y así experimentar diferentes vivencias sensoriales para comprender lo maravilloso del lugar y de la creación humana. También se daban tiempo para conocerse a sí mismos, y una vez que lo lograban, eran capaces de entender más de su propia naturaleza. Eso les daba energía y fortaleza, podían ser autónomos y, por esta razón, entendían que el compartir era un nivel de amor superior y sofisticado, pues en todos los aspectos tenían que hacer sentir a los demás como ellos mismos lo habían logrado consigo. Tanta armonía hizo que llevaran a su sociedad a los más altos estándares de convivencia; se ejercía lo que hoy conocemos como democracia; existían labores en las que cada persona experimentaba una plena satisfacción, dado que se sentían útiles y capaces de realizar con éxito sus actividades, de tal manera que disponían de tiempo suficiente para disfrutarlo con sus familiares, amigos o de sí mismos.

En cuanto al tema de las enfermedades, eran nulas, solamente existieron padecimientos leves, los propios de una vida cotidiana: caídas, torceduras, cortaduras, etcétera. Su mente se encontraba fuerte, impermeable, por lo que no permitían la entrada de algo que ni siquiera conocían. Había respeto y el tiempo no importaba porque no existía la prisa de vivir para algo o la ansiedad de obtener un estatus; el pasar de las horas era perfecto para gozar de cada cosa en su momento.

Los atlantes desarrollaron al máximo su capacidad de convertir el entorno en un vergel, llegaron a la etapa más pródiga cuando pudieron expresarse sin hablar, usar sus cuerpos astrales y viajar por el cosmos a otros planos y lugares, desdoblarse en el tiempo y viajar en él de manera que pudieron avistar también los libros y manuales sagrados donde se esconden los secretos para vivir de manera clemente en la tercera dimensión y saber el porqué de la extinción de muchas cosas.

Un día, tanta belleza y perfección le dieron la idea a un habitante de Atlantis que enfermó su mente de poder y creó un plan: mediante una cosa de nombre *control*, nunca antes utilizada, podría desequilibrar a su sociedad aparentemente perfecta y así dividirla. Este pensamiento, propio de quien sufre carencia, permeó la mente, acciones y emociones de aquellos que estaban dispuestos a experimentar algo nuevo en todos los sentidos. Así se introdujo el terror, miedo y otros pequeños demonios en la población, y justo en ese momento surgió una energía nueva que mencioné anteriormente: *el succionador*.

*El succionador* es una entidad incorpórea y muy sutil, la cual fue capaz de entrar en la mente de cada persona y convencerla de que la práctica del chantaje, la manipulación, el abuso y los juegos de poder, serían una mejor manera de vivir entre los seres humanos. Sin embargo, su poder letal contra los Atlantes fue alimentarse de su energía cuando estaban hinchados de ego, soberbia y vanidad, lo que causó una debacle en toda la población. Como aconteció en Sodoma y Gomorra, hubo destrucción para limpiar de tajo todo lo que causó desorden y caos.

En la era moderna y del confort, donde se practica el culto al ego de manera extrema, *el succionador* se ha servido de la música, estilos de vida, artículos aspiracionales y diversas tendencias de moda para ganar adeptos y convencerlos de que son parte de un círculo especial y quien está fuera de él no puede tener un estatus de cierta índole. A quienes no puede controlar de esa manera, los perturba con enfermedades **emocionales** (todo lo relacionado con el sentimiento, falta de amor, corazón duro y tristeza, está relacionado con el odio y el amor), **mentales** (obsesores, esquizofrenia, bipolaridad, cualquiera tipificada por un psicólogo o un psiquiatra), **físicas** (fracturas, gripe, quemaduras), y **espirituales** (ira, miedo, depresión, adicciones y perversiones) que en muy poco tiempo logran vencerlos, llevándolos a estados de gravedad nunca antes vistos y por los cuales viven procesos con dolor exacerbado, mismo que afectan a familias enteras. El resultado es que no solo el que cae en cama tiene un problema, también quienes le rodean viven en estado de estrés.

## El cuerpo

Para vivir una existencia física, se necesita de un vehículo. Éste existe desde hace 65 millones de años, cuando aparecieron los primates, y 2.8 millones de años, cuando el género *homo* apareció en la Tierra en la era paleolítica.

El cuerpo es nuestro carnet de identidad. Diariamente salimos a la calle y nos creamos una idea, nos convencemos de que somos fulanito, sutanito o perenganito, y esta es la manera en la que nos edificamos diariamente. El cuerpo se nos otorgó para desplazarnos y movernos libremente a cualquier lugar del mundo, hay que recordar que tenemos tres: el físico, el mental y el espiritual, o sea, el alma. Pero el alma, antes de venir y ocupar un cuerpo, queda inoculada y es así como regresa a experimentar en un nivel físico aquello que necesita para su corrección, crecimiento y evolución.

Antes de que tú llegaras a este plano, pudiste ver toda la película de tu vida y lo que acontecería en todos y cada uno de los momentos que has vivido hasta el día de hoy. Cada escena es imprescindible para que lleves a cabo tu tarea; bien sabemos que algunas de esas etapas no han sido fáciles, por lo que no es óptimo que recuerdes todo, de lo contrario no utilizarías tus propios recursos ni transformarías tu realidad en algo valioso que te ayude para saber hasta dónde llegar y al mismo tiempo desarrollar la virtud de alcanzar el merecimiento.

Una vez en el cuerpo físico, el alma se instala y tiene la tarea de llevar a cabo ciertas encomiendas para que, de manera exitosa, se le conceda al final de su existencia ascender a otro plano en el que el nivel de conciencia sea más elevado, en donde ya no será necesaria la materia, lo cual, en el mejor de los casos, es una bendición, pues significa haber alcanzado el propósito al que se vino en esta reencarnación. Si bien es cierto, esto es ya un tema de reencarnación, pero sirve para ilustrar en gran manera lo que es importante aquí, de esta forma te será más fácil entender que el cuerpo que tienes es perfecto para ti. Si no tienes estas habilidades físicas, entonces fortalece tu mente con voluntad, y el espíritu con la conexión a una conciencia universal.

## Echando un vistazo

*"Vi el cuerpo de mi madre, se veía cansada y qué decir del dolor constante como las contracciones que sentía, sudaba, apretaba las manos en los barrotes de la mesa de expulsión; mientras, el Doctor y dos enfermeras pendiente de cada movimiento le daban palabras de ánimo, convenciéndola de que ya faltaba poco; no me sentí capaz de propinarle más dolor, sabía que una vez que saliera de su útero no recordaría nada de esto, bueno, tal vez si me lo ganaba en unos años regresaría a este momento; pero por ahora estaba listo para entrar a mi cuerpo físico en cuanto las manos del médico me sostuvieron y llegaría la primera nalgada y el dolor más profundo de mi vida, el primer suspiro…"*

Ahora bien, algunos de los motivos más recurrentes por los que las personas regresan a este plano es para experimentar muchas cosas en el cuerpo terrenal, como el amor, el deseo, la felicidad, la procreación, satisfacción de sus apetitos terrenales, etcétera. Es probable que en su encarnación anterior, para quien cree en ella, hayan desarrollado algún padecimiento físico, mental o espiritual; recordemos que si no se planifica una vida, será puro rebote de la pasada, y en la existencia actual desearán vivir la experiencia de ser sanos, de curar su cuerpo o de cuidarlo y entender que no hay enfermos, sino personas que enferman su organismo por muchos motivos, considerando que la enfermedad es el sendero más corto para la evolución.

¿Cómo es que alguien en su sano juicio desearía enfermarse o pasar por una situación en la que su organismo experimente algún dolor persistente, estado de salud disminuido, capacidades limitadas o cualquier situación que lo colocará en términos de incapacidad? Todo tiene una respuesta, y los propósitos detrás de este aprendizaje le son revelados a quien tiene la necesidad de querer restituir el orden de salud en su ser y decide tomarse el tiempo para entender para qué generó esa prueba. Por increíble que parezca, la gente desarrolla esas enfermedades a las que les pone atención, se horroriza de solo pensar en contraerlas, desarrollarlas, etcétera. Justo en ese punto es donde se engancha de manera inmediata con el verdugo del que ha estado huyendo.

En cada órgano del cuerpo se refleja una memoria y esta se encarga de ser, como ya se indicó en el capítulo anterior, un despertador que toca a la puerta y se instala para quedarse si se le permite. En el libro *La enfermedad como camino* de Thorwald Dethlefson, (2004) cada apartado se centra en un órgano y explica lo que acontece cuando se desarrolla una dolencia y todos los mecanismos que fueron partícipes de tal movimiento de energía para llegar a ese resultado. Algunas personas, a pesar de su estado emocional, toman la iniciativa y emprenden una cruzada por su bienestar; otros, en cambio, se instalan en la negatividad y pierden la lucha antes de haberla comenzado. Debo aclarar que entre estos dos tipos de pacientes existen otros, los que quieren que sean los demás quienes los salven, quienes no desean sanarse porque al conseguirlo no podrían seguir chantajeando o manipulando a sus familiares o amigos cercanos, y los que quieren sanarse, pero se flagelan pensado que no son merecedores de ello.

Por increíble que parezca, nos han dado un libre albedrío y es escoger entre el vaso medio vacío y el medio lleno; depende del punto de vista de cada quien, ahí es cuando sabiendo que hay elecciones mejores, alguien decide vivir una vida de rebotes para justificar su existencia. Como cuando escuchas eso de: me hicieron, me dijeron, me pusieron, me tocó esta familia, me tocó esta pareja, me tocó este trabajo, me, me, me...Todo producto de lo que le permitiste al otro que hiciera, pero es lo que tú elegiste. Por un momento rebobina el cassette y encuentra cuántas veces te has hecho esto y qué hay detrás de este sentimiento que te coloca como el blanco frente a la flecha. Atrévete a escribirlo y esto te ayudará a encontrar algo importante que tal vez desde hace tiempo quería ser expulsado *de tu interior.*

_____
_____
_____
_____

## 4

## La enfermedad y la sensación de perderlo todo

—Hola, viajero, soy Miguel.
—Hola, Miguel, soy la peste.
—¿A dónde vas? —preguntó Miguel.
—Voy a la tierra, voy por 500 almas —respondió la peste
Pasaron algunos años y a su regreso, Miguel le reclamó a la peste:
—Usted no es digno de honor,
dijo que iba por 500 almas y se llevó a 3000,
¿por qué mintió y no cumplió con su pacto?
La peste contestó:
—Está usted equivocado, yo fui por 500, cumplí cabalmente,
los otros 2500 murieron de miedo.

### LA ENFERMEDAD Y LA SENSACIÓN DE PERDERLO TODO

Mientras más tiempo pasaba, África era bondadosa conmigo, me daba la oportunidad de descorrer milímetro a milímetro un velo que, de no haber estado ahí, no lo habría logrado. Cada día me llegaba más información al escuchar y ver a otras personas que habían pasado por todo tipo enfermedades: dolorosas, silenciosas, agresivas y hasta bondadosas. Los procesos eran muy parecidos y quienes los han vivido saben de lo que les hablo.

Sin embargo, cuando a alguien le diagnostican una enfermedad, seguramente caerá en una posición muy susceptible, pues además de perder el equilibrio, estará realmente en un mar de confusión, y dependiendo del diagnóstico será la reacción que cada persona tendrá y la postura que adoptará frente a las circunstancias. Si los resultados desalentadores de un estudio clínico revelan que es necesaria una operación, el hecho de tener cierto tiempo para programar esa cirugía le dará una aparente tranquilidad al paciente, aunque este comportamiento no ocurre en todos los casos, pues hay quienes experimentan mucha angustia antes de que llegue el momento.

Si después de un tratamiento o una intervención de alto riesgo, que en su momento fueron exitosos, un individuo vuelve a presentar síntomas de una recaída de la enfermedad y manifiesta indicios en otra parte del cuerpo, se verá obligado a aceptar que debe atenderse de nuevo, ya sea porque en verdad quiera recuperar su salud, porque desea que su familia no sufra más con esta situación, o cualquier razón que le permita seguir luchando por estar vivo. En este punto las cosas toman otro rumbo: hay quienes no ven su curación más que a través de la medicina tradicional y no permiten que sus seres queridos los pongan en ninguna cadena de oración, rezo o ritual, y por ningún motivo van a ir a eso que llaman terapias alternativas o cualquier cosa que suene a algo que no está avalado por la ciencia.

## El enemigo silencioso

¿Qué sucedería si después de algunos años o meses se vuelve a presentar esta enfermedad silenciosa en el sujeto y ahora resulta que se le ha diseminado, logrando minar su salud y sus defensas? ¿Qué se hace aquí? Si los doctores son los especialistas más reconocidos en su área, ¿qué pasó?, ¿por qué otra vez?, ¿no se supone que todo estaba resuelto? Para no quedarnos con esta incertidumbre, vamos por partes.

Por difícil que parezca, es en este punto cuando muchas personas desearían haber pasado por el dolor. El enemigo silencioso tuvo lugar para aparecer de nueva cuenta y sorprender a este cuerpo como un ladrón a medianoche. Por eso es importante hacer monitoreos una vez cada seis meses, y cuando el médico lo considere pertinente, cada año. Sin embargo, es cierto que un padecimiento regresa como una plaga cuando no se atendió a la base o a la raíz de su origen, y por tal razón te voy a contar lo que aprendí en los lugares a los que fui en diferentes años y la forma en la que observé que algunos enfermos se recuperaron de manera sorprendente y otros recayeron de modo inevitable.

## Cuando la mente le gana al cuerpo

*"Entramos al acuerdo que nos dañan,
porque hemos dañado o nos hemos dañado".*

Aquí hablo prácticamente de cuando la voluntad ha muerto, acciones y reacciones te conducen a la abulia, a la apatía, ambas consideradas como una depresión mayor. En esta instancia, la persona ha perdido prácticamente su capacidad de recuperar la brillantez y realizar las cosas más sencillas y el cuerpo es como una ciudad tomada por el enemigo. No tiene capacidad para responder, está enfrentando una guerra y sabe que al menor movimiento va a perder lo bueno, eso es lo que su mente y *el succionador* le han hecho creer. A partir de una larga vida de incertidumbres acumuladas, cuando permitiste que tus ideas te disminuyeran, ahí bajaste el nivel de juego; por inverosímil que parezca, aquello donde colocas tu atención se materializa. Pregúntate entonces: ¿Dónde estaba tu atención?, ¿qué hechos cambiaron tu forma de sentir y ver la vida?, ¿a cuántos de ellos les otorgaste la oportunidad de lastimarte?, ¿acaso te castigaste por tus actos?

Cualquiera que haya sido la razón que te colocó en esa posición puede cambiar, pero en este momento en tu cama, no eres capaz de ver en el horizonte algo más que tu desdicha, en esta fase cualquier cosa que otra persona te comente será desechada a la menor provocación. No te crees capaz de lograrlo, es más, no tienes la fuerza para intentarlo, tu estado es de negación total, estás luchando contigo y eso puede ser todavía más hostil que lo que te tiene atado a una cama, a un hospital, a un tratamiento, etcétera. Esta etapa es un túnel oscuro, tanto el enfermo como las personas que le acompañan o amigos cercanos se sienten abatidos, cada uno a su manera vive este momento de forma distinta, opinan, sienten y reaccionan diferente.

## El paciente

Se supone, es el más perjudicado, ha perdido la salud y la posibilidad de recuperarla, se ve como un horizonte lejano, su actitud es de defensa o desapego. Puede ocurrir todo esto al mismo tiempo en un sólo día, él es quien mentalmente está enfrentando una lucha entre lo que sabe, lo que puede hacer y lo que está o no dispuesto a llevar a cabo. Su estado emocional tiende a presentar cambios abruptos y fuera de lugar, pero no todos hacen lo mismo, por lo que es importante que conozcas los diferentes tipos de pacientes.

## Paciente ideal

Este enfermo, en el momento que sabe cuál es su estatus, toma todo con cautela, trata de no preocupar a su familia, a veces no les dice nada y se lo guarda. Cuando lo comparte, él es quien les da a todos ánimo y los convence de que todo va a estar bien y no hay nada de qué preocuparse; considera cada día como una oportunidad para estar más informado sobre su situación. Rectificar es la palabra que tiene en mente y con ello una serie de acciones que cambiarán por completo lo que hasta el día de hoy ha conocido como una vida atropellada y sin descanso. Este es el tipo de gente que se sobrepone y no solo eso, descubre muchas cosas en su interior por las que atrajo esa enfermedad y se hace responsable de todas y cada una de ellas. A estos enfermos se les aprecia y se les quiere, a los demás también, pero este paciente tiene un plus y es su actitud, la cual es un beneficio que habla más que mil palabras. Enhorabuena a quienes los han acompañado.

## Paciente desahuciado

A diferencia del paciente anterior, puede ser que éste tenga dos escenarios: no padecer algo tan grave, pero tener la actitud de como si lo fuera; o atravesar por un proceso agudo y grave, con pocas oportunidades de salir adelante.

En el primero de los casos, la enfermedad no va a definir la situación del afectado, él se siente como el único enfermo en el mundo, todo lo ve aumentado. Si le dan opciones considera que ninguna va a funcionar, le verá un pero a todo, gastará energía de más al contradecir cualquier cosa que los médicos, especialistas de la salud o su familia le propongan. Cree firmemente que su caso amerita la atención de expertos altamente calificados, pondrá a prueba todo lo que le digan, pues considera que nada de lo que le comentan está a la altura de sus necesidades, entre muchas cosas más que le impedirán conectar con algo real. Esto tiene otras razones detrás, tal vez así, al sufrir un poco más pensando en que no tiene remedio, se siente mejor por alguna cosa que en su pasado está oculta y le hace generar este flagelo innecesario para expiar alguna culpa y que, al mismo tiempo, los demás sepan que su caso es lo que le sigue de difícil. ¿Te suena?

En el segundo caso, realmente el enfermo tiene pocas probabilidades de recuperarse, su cuerpo físico está albergando un huésped cruel, despiadado y agresivo; se va extendiendo, se propaga, toma terreno y no cede ni un milímetro. Eso agota completamente a la persona, quiere en algún momento luchar, pero no tiene fuerza. El cuerpo físico lo resintió, el mental sucumbió y salió miles de veces, y a nivel espiritual las dudas vencieron a la persona. Este paciente pasa por momentos muy complicados, sube sus defensas, las baja, sube el riesgo, baja, son picos muy altos que suceden en un mes o en un día y eso es algo a lo que el organismo no siempre puede hacerle frente.

## El paciente grosero

Este paciente culpa a todos de lo que le está pasando, vive en el pasado, no perdona a sus padres, hermanos, maestros, a las instituciones en las que estudió, a sus amigos, parientes, compañeros de trabajo; vive de recuerdos, todo se trata de su perspectiva, de ver las cosas de una manera subjetiva y lejana a la realidad, por lo que se dificulta mucho la comunicación, dado que sus interpretaciones son realmente un peligro. No tienen tacto, sienten que ellos son los únicos que sufren y su frustración la descargan siendo majaderos y, en el último de los casos, son faltos de respeto. Estas personas malgastan la poca energía que tienen en darle importancia a cosas fuera de contexto y se instalan en la posición de jueces implacables que tienen en sus manos la regulación del equilibrio del mundo entero, así como la defensa de sus más destacadas contribuciones a la sociedad, mismas que no fueron tomadas en cuenta.

## Paciente sarcástico

Es cierto que el sarcasmo ayuda mucho a aligerar algunos momentos álgidos, se dice que quien no se burla alguna vez de sí mismo no ha aprendido a vivir. Más allá de esto, la persona enferma que lo vuelve parte de su vida, incluso sin temor a herir a quienes padecen lo mismo, es un tanto excesivo. Por un lado, se vuelven tan tristes que intentan no demostrarlo y según ellos actúan de manera contraria. En algún punto puede ser gracioso, pero hay ciertos momentos en los que exceden la dosis y entonces pueden sobrepasar la línea de lo que es tomar las cosas con humor, y otras veces ser completamente desprovistos de sensibilidad.

Algunos de sus comentarios más repetidos son:

- No te preocupes, de todas maneras me voy a morir.
- ¿Que cómo estoy de salud? Yo pensé que ya te las olías, huelo a muerto.
- ¿Qué hago para sentirme mejor? Ver que hay otros que se mueren antes y tienen que dejar pagados los impuestos.
- Al mal tiempo, buena cara, y al mal paso, pásame otra cajetilla, total no me voy a curar.
- ¿Para qué pido otra opinión? Mi enfermedad me va a liberar de verte muy pronto.

- Para nada me siento mal, me tratan mejor que cuando estaba sano, así que bendita enfermedad.

Contestan con un as bajo la manga, las palabras les afloran con la mayor naturalidad y se acostumbran a ello, a despreciar; pero en el fondo lo único que desean es que los traten con amor o que les hagan un cariño, pero no saben cómo bajar la guardia, y al tratar de pedir ayuda solo lastiman y se hacen daño a sí mismos. Con estos pacientes hay que ser muy tolerantes y llenarse de amor para vivir junto a ellos.

### Paciente atormentado

Antes de buscar una solución, está atormentado por los procedimientos que le van a practicar, en cada uno de ellos ve una fuente inagotable de dolor llena de flagelos para debilitarlo. Por si esto fuera poco, el hecho de saber que puede morir, aun teniendo altísimas posibilidades de que eso no suceda en un corto plazo, hace que su mente sea un martirio pensando cómo va a preparar a sus seres queridos para esta pérdida, o si estarán capacitados para saberlo, sobre todo cuando tiene hijos pequeños o adolescentes. Entonces se culpa porque no quiere que ellos vivan con esa imagen, y además no sabe si en un futuro cercano su pareja encuentre a alguien más con quien compartir su vida, ya que en ese caso: ¿Qué pasaría si esa persona al conocer a sus hijos no los valora, no los quiere, no los cuida, o si los maltrata y ellos no se pueden defender? ¡Sería terrible! La característica que tienen estos pacientes es que piensan que no fueron capaces de controlar algo, y la mayoría de ellos se duele por no haber evitado un pellizco.

### Paciente recuperado

Un paciente recuperado no quiere decir que no vivió momentos de angustia, temor y muchas otras cosas por las que se atraviesa en este camino. Desde el principio escuchó a su especialista y le hizo caso;

después consultó con sus seres queridos los posibles escenarios, y al darse cuenta de la preocupación de ellos, lo aminoró con su actitud. Buscó alternativas y las puso en la mesa, tomó una decisión y acompañó su proceso con cosas que antes no hubiera considerado, pero al saber que estaban en sus posibilidades intentó algo diferente. Es decir, se dio la oportunidad de permitir que algunos miembros de su familia se involucraran hasta donde era posible, sin alejarlos de sus actividades diarias. Esta persona nunca abrió la boca para quejarse, solo aprendió a admitir su proceso y a estar en paz con sus semejantes, no los contaminó con sus sensaciones, más bien se prestaba a hablar de cosas que a los demás les era importante que él supiera y escuchara; el éxito de su recuperación fue que nunca lo vio como una enfermedad, sino como una oportunidad. Este paciente se vio recuperado desde el día en que enfermó, su oportunidad de vida se extendió, se vio frente a una hoja en blanco y decidió contar su historia de modo diferente.

### Paciente manipulador

Este paciente es todo un enigma, sus seres queridos viven pendiente de él, no quieren separarse ni por un momento, temen que al quedarse solo, caiga en crisis y pensamientos destructivos lo desvíen del buen camino. Su estado de ánimo es algo que nadie conoce, un día despierta de buenas, otro de malas, nunca hay un orden en su vida. Por lo general es complicado el tema de sus horarios y más bien necesita de gente que lo atienda en las tareas más sencillas. Por ejemplo, si el paciente no desea bañarse y es necesario que lo haga, lo meten a la regadera una o dos personas, lo que significa que aun cuando tenga la capacidad física de hacerlo, mentalmente tiene una pelea que le dice que no lo haga, que se quede en cama entre sus cojines. Es casi seguro que en apariencia estos pacientes viven fuera de sí mismos; no obstante, todo mundo en su casa sabe el orden de los medicamentos que debe tomar, se los aprenden de memoria y están detrás de él para que se los lleve a la boca. Ante todo esto no hay mucho que decir; es cierto, existen estos casos, son tristes y desafortunados.

5

# Quién acompaña a quién

En este capítulo tenía pensado comenzar con un epígrafe sobre una conversación que sostuve hace casi 7 años con quien hoy es un querido amigo, pero la verdad es que si no cuento todo lo que platicamos en ese trayecto sería una pena, dado que sus palabras fueron clave para que yo pudiera unir el rompecabezas. Como lo he comentado, las respuestas siempre están ahí, pero hay momentos que permiten que esa información caiga como una semilla en tierra fértil y entonces se desdoble toda esa documentación tenías velada, o simplemente no tenías la consciencia adecuada para asimilarla. Antes de empezar con mi relato, voy a retroceder en el tiempo para que recuerdes que esto ya le ha sucedido a la humanidad con anterioridad, cuando no fueron capaces de darse cuenta de lo que se les estaba entregando.

El evento que se celebra en Shavuot es la entrega de la Torah cincuenta días posteriores a la salida del pueblo judío de Egipto. D'os les entrega las tablas en el Monte Sinaí. En Shavuot, D'os les dio las primeras tablas de manera oral; una vez que Moshe regresó al pueblo para transmitírselas, todos estaban muy ocupados construyendo un becerro de oro, por lo que él las rompió, pues se dio cuenta de que no estaban preparados para recibir tal regalo, o sea, el nivel espiritual de las tablas era muy elevado y no correspondía al que tenían los israelitas en ese momento. Así, Moshe le pidió a D'os que hiciera unas segundas tablas y esas nuevas tablas se las dio en Yom Kippur. Lo curioso es que en Shavuot se celebra la entrega de la Torah y no en Yom Kippur. Si la Torah que fue recibida en Shavuot fue rota y, por consiguiente, no representaba el nivel de espiritualidad real, y la que se entregó en Yom Kippur sí los representaba, ¿por qué no se conmemora en la otra fecha?

Después de darles las segundas tablas, Moshe las juntó con las primeras para que estuvieran unidas para siempre. ¿Por qué haría eso?, ¿cuál sería el propósito de guardarlas juntas? Por principio de cuentas, las primeras tablas son la representación del potencial del ser humano, y las segundas el nivel real en el que se encuentra. Al reconocer el nivel real se puede crecer, pero nunca debemos olvidar nuestro potencial. No podemos engañarnos, tenemos que saber dónde estamos parados, pero también debemos tener claro que ése no es el último peldaño. No podemos conformarnos con ser medianamente buenos, tenemos que aspirar a alcanzar la grandeza. Dicho esto, seguiré con el relato que vengo citando desde el inicio.

Una ocasión, después de varios viajes a uno de los santuarios, ya de camino al aeropuerto me inquietó mucho la actitud de algunos funcionarios del lugar en los días anteriores. Sin el afán de convertirlo en un juicio, le dije al chofer que tenía años transportándonos a mí y a los grupos de viajeros que me acompañaban:

—¿Disculpe, usted considera que algunas de las personas que están como voluntarios en el Santuario carecen de humildad y pareciera que tienen una actitud ajena a los preceptos que ahí se practican? Antes no me hubiera dado cuenta, pero en esta ocasión tuve una percepción distinta.

—Querida Georgette, debes recordar que ellos también están enfermos y el estar ahí es parte de su tratamiento. Eso se supone que les permitiría cambiar, pero si no lo entienden, más allá de dirigir una meditación o dar alguna instrucción, solo se vuelve algo repetitivo sin un sentido. Alguna vez llegaron enfermos, llorando, pidiendo ayuda; cuando se sanaron quisieron quedarse en agradecimiento, pero al no padecer ya ningún síntoma o dolencia se alejaron del objetivo principal, que era regresar a conectarse con una conciencia superior. Ahora, se curó su cuerpo físico, pero el mental empieza a pasar por un proceso en el que quieren llenar su ego a través de como los ven las personas. También celebran que además de estar sanos, su vida espiritual ha crecido, y en un primer momento pudo ser así; sin embargo, los halagos, la forma en la que se ostentan como sanadores frente a los demás y la manera en la que creen que por haber pasado por la situación que les trajo aquí, pueden hacer cuanto desean sin importarles si lastiman a terceros o a sí mismos en el proceso. Es decir, su vida es un milagro, pero eso ya dejó de importarles, ya no están en riesgo, creen que la libertad es decir que sí a todo y eso únicamente lo hacen los esclavos, por lo que justo en este momento es cuando pueden recapacitar. De lo contrario, habrá una recaída, pues justo el hombre que es verdaderamente libre sabe decir que no.

Me quedé escuchándolo con mucha atención, todo tenía una lógica increíble, y le pregunté qué pensaba del proceso de las personas que en algún momento acompañaban a un familiar en su tratamiento, pues supuse que en más de veinticinco años transportando gente había escuchado y visto los casos más atípicos de los que se tuviera noticia. Con mucho respeto me compartió algunos casos que llamaron su atención y también le hicieron reflexionar, y un sinfín de cosas que se agolparon en su mente en las diferentes etapas que los presenció.

—¿Crees que alguien llega aquí por casualidad?

—No, y menos las personas que acompañan a los pacientes. A veces sus familiares o amigos están más enfermos que quien está diagnosticado con una enfermedad.

—Y ¿qué crees tú que los trae aquí?

—El inmenso amor del enfermo quien permite que su cuerpo pase por esa situación para hacer que su familiar se contraiga y vea que tiene la oportunidad de cambiar, o al revés, el inmenso amor del acompañante que hace que el enfermo se dé cuenta de qué tan grande es el cariño que le tienen esas personas y lo que están dispuestas a hacer por él.

—Me imagino que has pasado por todo, incluso gritos, malos humores o temas familiares que se agudizan al llegar aquí, ¿cierto?

—Cierto.

—Entonces, ¿qué me dices de los acompañantes?

—Que a veces su proceso es más severo que el de quien está pasando por una enfermedad, pues no sólo están bregando con una persona que cambia de humor y forma de pensar constantemente, también luchan con el cansancio de estar siempre atentos, a la disposición y con buena actitud para acompañar a su paciente. He conocido a varios tipos de acompañantes, muchos cuidan esperando recibir, otros lo hacen de corazón, algunos porque no hubo otra alternativa. Son tantos los que se llegan a conocer que mejor te cuento lo que ha sido para mí, y con lo que tú has visto y escuchado, tendrás una idea más cercana a la personalidad de algunos de ellos y también el propósito que existe en su vida al tener esta experiencia.

## Los acompañantes

Cuando alguien cercano a ti está atravesando por una enfermedad, lo primero que se te viene a la mente es: ¿Qué puedo hacer?, ¿cómo le puedo ayudar?, tengo que agotar todas las posibilidades que existan para sacarlo adelante, si tenemos que viajar al otro lado del mundo lo haremos, si hay que buscar algún medicamento y no lo encontramos aquí, yo veré la forma de comprarlo, si necesitamos dinero, yo puedo conseguir lo que haga falta. Para estas personas no existen los imposibles, están asumiendo que tienen que acompañar a su enfermo durante el trayecto de su padecimiento y brindarle los recursos necesarios para que venza esa situación. Ellos entran en un estado mental intocable, donde no se detendrán hasta lograr que su familiar recupere la salud. Son capaces de dejar atrás todo aquello que les impida estar de tiempo completo con quienes los necesitan. Estos periodos pueden ser cortos, pero cuando pasan meses y en ocasiones años, hay una carga sobre sus hombros que no les permite estar en paz ni encontrar una solución. Hay pacientes que tienen como pronóstico estar atados a una cama mientras vivan; eso no es vida, porque todos los demás se están consumiendo de muchas maneras frente a esta circunstancia. Su vida gira alrededor de los que están con el alma en un hilo, de los que no pueden despegarse mucho, pues saben que tienen poco tiempo para comer, bañarse, y dedicarse a lo suyo, y cuando dejan a su doliente por un momento sienten que si lo descuidan tal vez muera y no puedan siquiera despedirse.

Sé también que así como hay acompañantes que deciden por voz propia estar junto a sus enfermos, hay otros que no lo hacen de esa manera, sino que son empujados por otros familiares que no pueden hacerlo y se los piden mientras ellos generan el capital para ayudar. En otros casos, por más siniestro que parezca, hay quienes deciden acompañar a alguien en ese momento porque saben que económicamente el afectado está en una buena posición y todavía no ha decidido heredar a alguien, por lo que cualquier oportunidad de permanecer a su lado es una joya en el camino.

### Acompañante dispuesto

Este acompañante tiene algo que se llama disposición: va a decir que sí siempre, está cuando lo necesitan sin importar el horario o el parentesco el cual exista entre el enfermo y él, tiene la facultad de tener buen humor ante la circunstancia que se presente, su buena energía se contagia y a través de eso, eleva la autoestima de su paciente inyectándole positivismo. Este acompañante tiene una energía tan alta que a cualquier lugar que van lo dejan pasar primero, anima al paciente a hacer cualquier cosa que hubiese deseado realizar y no pudo. Es como el cómplice perfecto tanto para hacer diabluras como para contarle secretos o pasar un momento agradable.

Después de unas tres semanas el enfermo siente una mejoría considerable, han subido sus defensas, incluso siente que puede hacer algunas cosas que antes su cuerpo no se lo permitía. Quienes están fuera de esa unión o de ese círculo tan cercano los observan y les agrada encontrar en esa relación una combinación de empatía y cariño, una mezcla importante para ambos. Quien lo cuida no se siente ajeno, y para el paciente, su acompañante es alguien con quien puede hacer lo que le gusta y lo acompaña sin agenda.

### El acompañante sobreprotector

Este acompañante que describo tiene una característica muy especial: vive su vida a través de las personas con las que comparte su día a día y cualquier cosa que le suceda a su familiar es motivo de alerta.

Para que te quede más claro, esta persona realmente no vive con alguien que esté enfermo. Por ejemplo, si tiene un hijo pequeño y le encuentra un enrojecimiento en la piel, sale corriendo a consultar al pediatra y le dice que su hijo no llora o se queja, pero sabe que le está pasando algo muy malo porque en el dorso de la mano presenta una señal de alergia por causa de una intoxicación. El pediatra hace lo propio y le dice que el chico está en perfectas condiciones. A los quince días la persona vuelve a aparecer en el consultorio con el bebé y le comenta al doctor que su vástago babea demasiado y pregunta si tendrá alguna bacteria porque no deja de llorar. El pediatra le explica que solo se trata de la dentición y en ese caso se ha presentado de manera adelantada, pero no hay nada de qué preocuparse. De esta misma forma, hay personas que conviven con un adulto que ha tenido una enfermedad muy agresiva y ahora está en franca recuperación; y un buen día, al verle unas manchas en las manos, salen volando a ver al geriatra para llevar a su familiar. Una vez que el doctor le observa, les deja saber que no hay nada de qué preocuparse.

Por increíble que parezca, estos acompañantes, lejos de ayudar, al sobreproteger a una persona le hacen la vida más difícil. En el caso del bebé, no dejan que logre por sí mismo crear los anticuerpos necesarios para que su organismo se defienda, y en el caso del adulto mayor, lo hacen sentir inútil. Una buena razón por la que hace todo esto es que en ocasiones lo que realizan por otros no son capaces de hacerlo por ellos mismos. Si conoces un caso así, solo dile a la persona que te acompaña que te dé un poco de espacio. En el caso de que sea un niño de meses a quien cuidas, deja que le pasen las cosas normales como llorar, tener un cólico, etcétera. De lo contrario, ese pequeño será coartado y podría desarrollar otros padecimientos al no llevar de manera natural su crecimiento. Evitarle un dolor no lo hará más feliz sino más inseguro.

## El acompañante activo

Este acompañante siempre tiene una buena actitud, sabe qué hacer en caso de una emergencia, consigue lo que el enfermo necesita en tiempo récord, no se detiene en ningún momento y busca también la manera de entretener a su paciente. Se asiste con algunos tutoriales para dar reflexología y masajes simples para saber cuándo practicar uno al paciente y de este modo darle un poco de alivio que ayude a que la tensión salga de su cuerpo.

Los días con este acompañante son muy divertidos, sabe qué decir para subir el ánimo y dar tranquilidad, se anticipa a las cosas y es de las personas que lleva un orden tal que cuando el enfermo tiene que tomar medicamentos, ya los tiene listos y acomodados. No hay que recordarle absolutamente nada, al contrario, un día antes de la cita con el médico él menciona que al día siguiente deben acudir al doctor para una nueva revisión. Podría decirse que es el más proactivo de todos los compañeros, ya que nadie se explica de dónde saca tanta energía, se levanta al alba y se duerme muy tarde, si es que el paciente no lo despierta por cualquier motivo.

Este acompañante parece tener un radar; eso también quiere decir que no paran porque al momento de hacerlo tendrían que ver si ellos mismos necesitan algo, y es posible que no estén listos. Eso significa hacer un alto en su vida y no es algo que deseen realizar de manera voluntaria. Estas personas necesitan detenerse o algún día será necesario que alguien los auxilie.

## El acompañante de corazón

Esta persona, además de que le ha afectado que su familiar esté enfermo, ha decidido mantenerse a su lado el tiempo necesario. Es cierto también que su manera de ser hace que esto sea posible, pues en la vida todo cuanto ha hecho por sus semejantes es porque verdaderamente le nace del corazón, se compromete de tal manera que no pone objeción a nada, es de los sujetos que tienen la gran virtud de saber cuándo hablar y cuándo callar. Nunca va a hacer nada sin consultar al afectado, lo trata como persona y no como enfermo. El cuidado y respeto, incluso el cariño, con el que desempeña cada acción es latente.

El secreto de estos acompañantes está en que no van a escatimar en dar, dar y dar amor, incluso cuando su doliente se torne grosero e impertinente, ellos pueden reaccionar de maneras inesperadas y compasivas. Este compañero tiene la buena fortuna de mantener la salud en equilibrio, de que sus pensamientos sean positivos y ser valorado por quienes le rodean porque siempre tiene la palabra exacta para hacer sentir bien a quien lo necesite, incluso a sí mismo, no se queja de nada, acepta todo con alegría y vive en paz con su entorno.

## El acompañante hipócrita

Esta persona suele ser un familiar en el grado que sea o un allegado. Se caracteriza por nunca haber aparecido en los eventos de la vida del enfermo, o sea, ni en boda, cumpleaños u ocasión que amerita su asistencia. De pronto hace su aparición, entra en escena y pasa de ser un extra a un personaje con peso, literal como de telenovela. A leguas este acompañante empieza a infiltrarse en el círculo objetivo, se mantiene ahí sin moverse, le digan lo que le digan, aguanta todos los insultos y las malas caras, está dispuesto a lograr su meta y a no morir en el empeño. Sabe que esta es una oportunidad de oro para colarse como la polilla, para convencer a los más allegados de que su intención es legítima y por ese motivo ha soportado todo.

Estos acompañantes no sienten culpa o remordimiento, en su naturaleza algo les lleva a ser así, eso no lo pueden cambiar, se dejan guiar por pensamientos mezquinos y ajenos a toda ética. Te aconsejo que intentes ponerles un alto o dejar muy claro que no eres la persona a quien con una sonrisa va a convencer, recuerda siempre utilizar tu intuición y confiar en ella.

# 6

# Los caminos

*"La conciencia de mí, le da vida a la esperanza".*

Al terminar mi viaje, me sentía muy contenta de regresar a casa después de haber alcanzado mi bienestar. No paraba de sonreír, la felicidad me inundaba y no me cabía en el pecho. Fueron días arduos en los que la simplicidad y el recogimiento me permitieron estar conmigo, incluso pude haber ideado todo solo con el fin de pasar tiempo a solas con mi humanidad, como lo hice en el confinamiento. En mi caso fue voluntario porque en el mundo hay una pandemia; no es casualidad que en 2009 también viví un tema similar, que duró una semana en mi país por el surgimiento del H1N1. Esto me lleva a cuestionarme si además de las cuarentenas obligatorias para erradicar una enfermedad se necesitan otros método para aprender una lección. Tengo entendido que ninguna cosa vuelve a presentarse si alguien ha aprendido y asimilado lo necesario para su transformación.

Una vez reintegrada a mi vida habitual, empecé a trabajar con entusiasmo, me sentía con mucha energía y me llenaba mi trabajo. Conforme pasaban los días llegaban a consultarme personas muy enfermas y sin esperanzas. Por tal motivo, les compartí el hecho de haber visitado los santuarios en los que la vida me había cambiado, y algunos pacientes, sin pedirme más explicaciones, se subían al barco. Querían ir de inmediato a hacer todo el proceso, meterse en la médula de la información, encontrar una segunda oportunidad en su vida y buscar la manera en la que podrían reconciliarse con su cuerpo. El número de personas fue aumentando, por lo que consideré dividirlos según fuera su caso y, de este modo, hacer cinco viajes al año a esos lugares para ofrecerles toda mi atención dependiendo de lo que cada quien necesitara y de la forma en la que fuera requerida. Con este procedimiento, todos podían experimentar las diferentes etapas por las que un cuerpo físico, mental o espiritual tiene que conocer, enfrentar y vivir para recuperar su equilibrio.

Para mí, este proceso fue sencillo, porque desde hace muchos años me acostumbré a hacer todo tipo de cambio en la alimentación, a practicar algunos ejercicios espirituales y de contemplación, a guardar silencio y a mantenerme alejada de cualquier distractor. Sin embargo, algunas personas consideraban muy complicado el hecho de mantener su atención fija en una cosa más allá de media hora, por lo que las jornadas de doce a quince horas dedicadas a trabajar en ellos mismos les parecían todo un reto difícil de superar, más si se repetía de cinco a seis veces por semana. A esto se suma el hecho de que el cuerpo genera una crisis al empezar a alimentarse de comida sana, y eso tampoco le gustaba a la gente que iba conmigo. Sentí que tenía que prepararme mucho más, ya que el acompañarlos y guiarlos en sus procesos tenía que ser desde la más absoluta responsabilidad, pues deseaban recuperar su salud.

En esos momentos aflora lo más terrible de cada individuo. Es como cuando se limpia un cajón: salen todo tipo de cosas, esas que estaban olvidadas, y ahora están ahí otra vez; hay que exterminarlas, hay que ponerlas fuera de tu alcance, pero ¿cómo? Eso pasa con todo lo que el cuerpo de una persona puede almacenar por años y no saca, hay dolores fantasmas, emociones diversas, pensamientos positivos y negativos, conflictos internos y lo que se acumule durante esa etapa de introspección, retrospección y búsqueda del equilibrio.

Cada que se está arreglando algo de manera interna sucede lo mismo que con un sistema de cableado: hay que apagar el interruptor de la corriente, buscar con calma por toda su extensión, encontrar la falla y restablecer el circuito para que la energía fluya de manera correcta y se vuelva a poner en marcha; en pocas palabras, que se reinicie. Mientras eso sucede, el sujeto está ansioso, quiere salir lo antes posible de ese trago amargo y pasar la página, pero sabe que no es así y hay que tener un poco de paciencia para que las cosas tomen su curso. Un nuevo comienzo exige una nueva forma de pensar, una mente abierta y la capacidad de aceptar los retos, por eso no se debe saltar o evadir ningún paso durante el proceso. Es como querer una manzana sin haber plantado la semilla, por lo que es de vital importancia que antes de empezar un tratamiento, sea cual sea, estés consciente de que no hay un guion que te informe los giros que dará la historia, así que si estás decidido a hacerlo, solo toma todo como parte del nuevo aprendizaje y relájate, habrá momentos tensos, pero como todo, van a pasar.

## Donde el corazón te lleve

*"En mis años más mozos, viendo un caballo blanco en la finca de mi abuelo, me quedé absorta, a través de esa imagen me transporté a otro mundo, muy lejano pero muy mío. En esa vida mi nombre era Thena, fui amazona de unicornios y caballos, ambos muy diferentes y de distinto temperamento; eso sí, su sensibilidad y agudeza los colocaba en un nivel superior de inteligencia de algunos otros animales. Con los caballos seguí teniendo una conexión muy fuerte, con los unicornios esa experiencia terminó el día en que murió aquel que yo crie desde niña, él hizo todo para salvarme, me llevó hasta tierra adentro después de nadar sin cesar, sabía que sin su ayuda nunca podría haber estado a salvo, él se sacrificó por mí, fue el último día que vi a uno de su especie, después del cataclismo no quedó uno solo".*

A veces, es un recuerdo el que te transporta a otro tiempo y a otro espacio, no sabes si el olor del pan recién hecho te llevará, como a Marcel Proust, a recuperar toda una infancia en siete tomos. Pueden ser tantas cosas, pero lo cierto es que uno siempre debe ir a donde el corazón te lleve, debe dejarse guiar por su intuición, no se necesita más que la disposición de querer encontrar la mejor opción y para ello hay que fluir, no forzar. ¿Para qué te sirve esto? Para conectar con lo que está hecho para ti, que funcione en tu vida y que a pesar del esfuerzo que requiera, esto sea indicado en tu caso, tenga sentido en tu vida y resuene con ella.

En el epígrafe con el que empiezo este apartado, una niña de nombre Thena evoca la Atlántida con el solo hecho de ver un caballo en una finca. Eso le recordó que un día, muy, pero muy lejano, como si estuviera leyendo un cuento, tuvo un unicornio. Se transportó al momento en que él la salva y la lleva a un lugar seguro en donde su vida se prolonga; así debe ser cuando te escuchas, ir a donde tu vida tenga continuidad y las posibilidades de ofrecerte la oportunidad que has estado esperando, con la consabida respuesta de que lo que hagas en ese lugar es por tu cuenta. Es decir, nadie lo hará por ti aun cuando tengas la compañía de alguien más.

## ¿QUÉ ES UNA FALANGE?

Puede sonar obvio, sin embargo, prefiero explicar lo que es una falange: son huesos largos y hay cinco en cada mano, con tres porciones en cada una, exceptuando el pulgar, que solo tiene porción proximal y dista. Estas falanges forman parte de la mano, que es parte del brazo, y este del hombro, y cada brazo es una de las cuatro extremidades del cuerpo. A veces esto pasa desapercibido, pero el día que uno se hiere la mano y ve correr la sangre sabe que esa falange es parte del todo; a través del dolor de un órgano o extremidad, se es consciente de todo el cuerpo. En ocasiones, esto es lo que nos regresa a la esencia, y entonces se revela el verdadero motivo por el que se está viviendo esa situación. Es ahí donde llega el reconocimiento de hacer lo correcto. Es una de las muchas veces por las que hay que dar gracias mientras dure esa etapa de corrección.

Por si todavía este concepto está en penumbra, todos los seres humanos formamos parte de una falange, y así como la mano es parte del cuerpo, nosotros provenimos de otros espacios y tiempos en los que hemos formado parte de alguna. De este modo suena muy fácil el proceso, y en efecto lo es, dado que la persona está llena en todo sentido y siente que en ese nuevo medio de experimentar su existencia, bien vale la pena cualquier tarea o esfuerzo que amerite sostenerse en esa condición de manera permanente.

Hasta el día de hoy, he tenido la oportunidad de mantenerme en la práctica de tres falanges espirituales, las cuales me han abierto caminos nunca antes soñados en los que encontré en su momento la fuerza para seguir adelante. Primero me reencontré con la falange de Aztlán, después la de Jerusalem y, por último, la de Constantinopla; cada una de ellas con Maestros, conocimientos y métodos a veces similares en su forma. Hasta este punto se escucha fantástico, como si el hecho de conocer algo nuevo fuera cosa de uno o dos días. No obstante, debo mencionar que en todos y cada uno de mis procesos no ha sido así; me llevaron varios años y los practiqué con extrema rigidez, aunque así lo hago con todo, desde un cambio en los hábitos alimenticios hasta la práctica de ejercicios espirituales o meditación. Cuando me refiero a la rigidez, hablo de no faltarme al respeto en el compromiso que primeramente adquirí con la conciencia universal, conmigo misma, y después lo que conlleva cada corriente o filosofía en las que he encontrado honestidad y transparencia, además de bienestar integral.

En cada camino cambian las formas y por ello hay que concentrarse en mente y cuerpo cuando se está tomando responsabilidad sobre el particular. Hay quienes pueden perder la paciencia durante el proceso, pero es normal desesperarse, querer dejarlo atrás, rehusarse a tomar el compromiso, salirse por la tangente, pretextar cualquier cosa que te aleje de lo que estás haciendo, etcétera. ¿Por qué te digo todo esto? Porque sucede, pero también porque gracias a que llegué al conocimiento de estas falanges en los momentos más difíciles, utilicé todos los recursos que me enseñaron y los apliqué sin reparar en el tiempo que necesitara para lograr mis objetivos. Pude conocer procesos sorprendentes de sanación y, por tal motivo, quiero compartir contigo este conocimiento. Regálate una nueva oportunidad buscando alguna técnica, método, terapia o retiro espiritual que resuene en ti, no sólo en tu mente, también en tu corazón. Debe ser algo que como un impulso te lleve de manera natural a elegir "eso", y sabrás que es lo indicado para ti.

## ¿Qué y cómo eliges?

Dicho lo anterior, cuando tienes una oportunidad de escoger a dónde ir, haz lo que te mencioné: conéctate. Sabrás a qué lugar ir, las señales necesarias te mostrarán el camino para que llegues al sitio indicado donde vas a trabajar tu mente, cuerpo y alma. Sintonízate y siente en el corazón lo que debes hacer. Te voy a dar la clave: si piensas que tienes que ir a un lugar donde meditan, curan o hacen algo que parece interesante, detente, no lo hagas, tu mente está confundida. Emprende el camino solo si lo sientes, si estás en esa energía, si te llama esa información, ahí no habrá equivocación. Repito: si lo piensas, detente, haz un alto; si lo sientes, adelante, eso es para ti y sea lo que sea has conectado con eso, elige desde la conciencia conectada a tu corazón.

Ahora bien, conviví con enfermos que se encontraban padeciendo afecciones desde las más leves y moderadas hasta las más agudas o graves. Dependiendo del origen, conviví de cerca con quienes tenían alergias, artritis reumatoide, cáncer en diversos órganos, diabetes, endometriosis, fibromialgia, gastritis, hipertensión, pericarditis, osteomielitis, lupus, miopía, miomatosis uterina, parálisis en cualquier parte del cuerpo, VIH, vitíligo, y también con quienes después de algún accidente quedaron incapacitados para verificar sus acciones sensitivas y motoras, o con secuelas propias del proceso traumático al que estuvieron expuestos. La mayoría inicialmente empezaba tratamientos con sus médicos de confianza y a largo plazo obtenían resultados satisfactorios, pero en el caso de enfermedades degenerativas, los síntomas regresaban y el dolor o las molestias venían con más fuerza, por lo que el agotamiento de permanecer por mucho tiempo bajo ciertas restricciones y cuidados se había vuelto más que tedioso, molesto o incómodo.

Te cuento todo esto porque fue lo que me sucedió: experimenté tal estado de paz que podía ver claramente qué pasaba dentro de mí y de dónde venían todas esas preguntas que me ocasionaron la crisis y después devinieron en dolores físicos. Era como un juego de tenis: golpeaba la pelota con fuerza y coraje, y me era regresada suavemente y con una respuesta llena de amor. Entonces yo mandaba otra pregunta con jiribilla, cargada de negatividad y se me contestaba de nueva cuenta, pero aun con más amor y en espíritu de verdad. Después de estar muchas horas en la cancha de preguntas, me di cuenta de que quien me había estado cuestionando y respondiendo había sido mi ego, mi mente; en esta ocasión, en ese lugar donde el maravilloso vórtex de luz estaba al servicio de todos los visitantes, me estaba respondiendo mi alma, la que sabe la verdad, la que tiene libre acceso al yo superior, a la fuente, a lo sagrado, al amor incondicional. Hoy por hoy esto es un párrafo, pero en esos momentos fueron noches de angustia y desvelo hasta que me vencía el sueño y podía dejar que me arrullara el cansancio.

# 7

# Dentro de ti está la respuesta

*"Observarme, disuelve la torpe intención de volverme más carne".*

Hay un anuncio en el que una persona tiene dolor en todo el cuerpo. Llega a ser tanto que es una sensación como si le hubieran hecho vudú, porque a todas horas y en diferentes lugares el dolor se propaga y la hace sentir que en cualquier momento va a sucumbir ante ese estímulo repetido y constante. Así es como muchas personas experimentan el dolor; sin embargo, van al médico y una vez que le dan un tratamiento, esta persona mejora de manera notable, razón por la que seguramente le será imperceptible aceptar que presenta síntomas de exceso de estimación hacia sí mismo, hacia los méritos propios por los cuales cree que supera a los demás. Padece de orgullo, que está íntimamente relacionado con cualquier padecimiento de la rodilla.

Si crees que lo anterior no tiene nada que ver, es tu decisión seguir con ese pensamiento. Sin embargo, la persona que es orgullosa tiende a desarrollar mentalmente la idea de autosuficiencia, por lo que si alguien le ofrece su ayuda considera que no puede delegar responsabilidades, principalmente porque cree que ese alguien no tiene la capacidad de hacer esa tarea con diligencia, o simplemente carece de la pericia necesaria para cumplir con esta encomienda. Desde donde quieras verlo, es una prueba fehaciente de que este individuo tiene un orgullo muy desarrollado, y en el momento que el dolor en la rodilla le impide seguir y le obliga a detenerse parece muy lógico en términos físicos, pero a nivel emocional lo está confrontando a una realidad diferente. Esa situación de suficiencia ya no puede seguir siendo lo que lo impulse a seguir adelante, es una estructura vieja que no le va a permitir caminar ni continuar avanzando desde esa perspectiva. De hecho, si su rodilla mejora, considerando que fuera la izquierda, en unos meses no muy lejanos la otra rodilla empezará a darle molestias. Eso puede solucionarse con la fórmula anterior: mismo médico, procedimientos, cuidados, etcétera, pero si esta persona no se da cuenta de que, más allá de lo físico, necesita encontrar un nuevo rumbo y cambiar su camino, seguirá con molestias en otras partes del cuerpo que aluden al orgullo y a la soberbia. Además de lo anterior, puede llegar a presentar cuadros de migrañas, cefaleas, luxación, torcedura o machacamiento de los dedos pulgares; también puede ocurrir que todo esto siga en la misma posición y no tenga ni la más pálida idea de que debe hacer un alto y arreglar más de lo que se le está presentando físicamente.

Por esta razón quiero que en este apartado reflexiones sobre algunos dolores que tú o tus familiares han padecido y toda la carga de significado que tienen. Si enfocas toda tu energía en descubrir el mensaje que hay detrás de todo esto, te aseguro que más allá de sentir enojo o angustia por lo que se ha presentado en tu vida, le darás un valor distinto y descubrirás cosas interesantes. Con ello no sólo te sentirás bien, sino que al mismo tiempo tendrás un parámetro de lo que está sucediendo a tu alrededor y encontrarás el para qué y por qué se está presentando, razón de más para adoptar con buena actitud lo que se está viviendo y darle el seguimiento adecuado tanto físico como emocional, mental y espiritual.

Una de las interrogantes de mucha gente es por qué se les presentan dolores en algunas o varias partes del cuerpo físico si según ellos no han hecho nada como para que esto les suceda. Es decir, alguien que no hace ejercicio, que no carga cosas pesadas, que no se expone a movimientos bruscos y "de repente" tiene un dolor en la muñeca que no le permite ni siquiera mover la mano. Empujada por ese terrible malestar, se practica estudios y le es revelado el motivo de su padecimiento: el diagnóstico es osteoporosis, mismo que pasó desapercibido porque nunca había tenido una manifestación ligada a este hecho. Así como lo anterior, no uno ni dos, sino miles de casos ocurren de esta forma, y la pregunta sigue siendo ¿por qué? Entonces surge la respuesta: nada ocurre de manera súbita, hasta un infarto fulminante manda señales al cuerpo, pero la mente no está ocupada de ello, por lo cual se le pueden pasar muchos avisos y entonces un día todo viene de golpe.

El cuerpo realiza una labor titánica como la que hacen los bancos, es decir, manda notificaciones una y otra vez, pero no es lo mismo hacer caso que hacer caso omiso. Hay quienes saben perfectamente que están abusando y trabajan más de lo que descansan, comen más o menos de lo que necesitan, duermen también mucho o casi nada, tienen estrés todo el año, albergan sentimientos malsanos, viven atados a una vivencia demoledora, sus recuerdos les juegan malas pasadas, explotan a la menor provocación, se toman todo de manera personal, y algunas otras cosas que se van volviendo obstáculos en su vida diaria.

Más allá de eso, yo sé que, por salud o curiosidad, te será de mucha utilidad la información sobre los dolores, padecimientos y enfermedades del cuerpo, que te compartiré, esto es con la finalidad de que te haga sentido y revises todos los temas que en diferentes etapas de tu vida te han ocurrido, y tienen relación directa con los eventos que se han presentado en tu existencia y desafortunadamente no pudiste procesar. Confío en que si ya has considerado todas las alternativas, esta es una que te llevará a conocer más de tu interior y de todo lo que hay acumulado. Nunca es tarde para empezar, ten paciencia, tómalo con calma y recuerda: el tiempo que inviertas vale la pena porque se trata nada más y nada menos que de ti o de alguien que es objeto de tu más sincero afecto.

## Topografía del cuerpo

Con la intención de situar de manera topográfica las regiones del cuerpo, éste se compone de cabeza, tronco y extremidades. Los brazos se encuentran dentro de las extremidades superiores y las piernas en las inferiores. El tronco se divide en tórax y abdomen.

El cuerpo se clasifica según sus sistemas respecto a los componentes que tiene:

- Nivel atómico: carbono, hidrógeno, oxígeno, nitrógeno, fósforo y azufre.
- Nivel molecular: agua, lípidos, proteínas, hidroxiapatita.
- Nivel celular: intracelular, extracelular.
- Nivel anatómico: tejido muscular, adiposo, óseo, piel y vísceras.
- Nivel corporal íntegro: masa corporal, volumen corporal y densidad corporal.

Empezando por el nivel anatómico, la piel es el órgano más grande de todo el cuerpo, actúa como escudo frente a cualquier factor externo al cual se exponga. Imaginemos que una persona se intoxica con una oleaginosa como el cacahuate, y media hora después nota un sarpullido acompañado de indigestión estomacal. Eso habla de una contaminación considerable; para esta eventualidad, existen remedios de primera mano, como el bicarbonato con limón y agua, pero el hecho de haber tenido una intoxicación nos dice que el hígado no está funcionando bien, es probable que no esté sintetizando bien las grasas y, por consiguiente, la vesícula no está produciendo la bilis suficiente. Ahora bien, se da una solución, pero el hecho de haber padecido una alergia alimenticia refleja que la persona está encarando una situación personal que le causa alergia; lo que sentía en algún ámbito pasó de su estado emocional y mental a su cuerpo físico. Si esto no lo resuelve con el sujeto o la situación que está viviendo, volverá a suceder; es decir, tendrá otra intoxicación, ya sea con otros alimentos o con los mismos. Esto seguirá sucediendo hasta que entienda que hay algo que le daña en todos los niveles y por más que su cuerpo intente captar de qué se trata, no logrará hacer que entre en razón y resuelva sus temas. Esto quiere decir que la mayoría de las veces las personas no ligan el hecho de que lo físico tiene un significado más profundo y se necesita llegar al origen de ello.

## La curación es física y la sanación es espiritual

En apariencia curación y sanación se manejan como lo mismo, es más, se usan de manera indistinta para señalar que una persona se ha liberado de una enfermedad o padecimiento, pero resulta que no es así. En cuanto entiendas la diferencia tendrás muchos elementos para mejorar de manera integral y no hacerte falsas expectativas de lo que sucede en un proceso de recuperación.

Cuando alguien tiene una herida, acude al médico para que le haga una sutura. Días después, tal vez con la ayuda de antiinflamatorios y algún antibiótico, se verá la recuperación. Si la persona no está a favor de la alopatía puede utilizar la homeopatía y la fitomedicina para ayudarse en el proceso de curación. Sea como sea la manera en la que haya logrado una mejoría, se puede decir que ya se curó, que está perfecto y sólo queda el recuerdo de un susto al haberse cortado el brazo con un vidrio.

Ahora bien, meses después se va de fin de semana y al meter los pies desnudos en un río se da cuenta de que dentro había una lata oxidada y se rebana parte de la planta del pie, y otra vez el mismo proceso: le hacen una sutura y en unas dos semanas ni recuerdo del incidente queda, ya está curado de ese dolor.

Dos meses más adelante, este sujeto sale a correr durante una calurosa mañana y de regreso ingiere una bebida helada para mitigar su calor, por la noche tiene la sensación de tener vidrios en la garganta, le duele la cabeza y no puede tragar ningún líquido por el dolor que le provoca, en resumidas cuentas, le da bronquitis por los cambios de temperatura y tarda más de dos semanas en poderse reponer. No obstante, con un buen tratamiento se alivia de manera favorable y a seguir su camino.

Hasta aquí podríamos decir que todo bien, pero ¿tú crees que sí? Si en menos de cuatro meses esta persona ha pasado por situaciones tan desfavorables, ha tenido accidentes y enfermedades, algo no está bien, pero bueno, puede ser que haya quien piense:

A: Es normal todo lo que ha pasado.

B: Algo no anda bien, ya me han pasado cosas suficientes, tal vez es una mala racha.

C: Ya fue demasiado, qué mensaje necesito interpretar para que mi cuerpo ya no pase por esto.

D: Voy a hacer un alto y a resolver lo que sea necesario.

Como te darás cuenta, en todos los casos citados las personas piensan diferente:

A: Algunos lo toman a la ligera.

B: Se les hace demasiado, pero creen que es producto de la suerte.

C: Saben que algo no anda bien y están dispuestos a encontrar el origen de ese caos.

D: Antes de que pasara algo, sabían que debían hacer un alto y tienen claro que todo es consecuencia de su proceder, no se lo atribuyen a nada ni a nadie, están conscientes de su responsabilidad.

Quizá sea un poco drástico lo que estás leyendo, pero es verdad que así ocurren las cosas y muchas veces no se tiene una mejor manera de llegar a la solución. La curación es aquella que ocurre cuando un enfermo se atiende de cualquier padecimiento por los métodos tradicionalmente conocidos para lograr que una herida, bronquitis, hueso roto o cualquier otra manifestación de su cuerpo sea atendida para recuperarse. Cuando algo le sucede a alguien más de dos veces, es porque tiene que hacer un alto y en ese momento es cuando se puede decir que la persona se curó, pero no se sanó. ¿Cómo es esto?

A lo largo de este libro se han dado varios ejemplos de cómo algunas enfermedades van y vienen, se presentan otras lesiones o padecimientos y, por alguna razón que no se sabe, esa persona vuelve a enfermar, a tener un accidente, a pasar un momento incómodo. Entonces ahí, justo en esa situación, es cuando se puede decir que no se alivió.

Si no sabes para qué te pasó lo que viviste y sólo lo tomaste como un evento más de la vida, es probable que no te dieras cuenta de que desde el primer momento el encuentro con esa situación tenía una finalidad, se estaba apelando a tu capacidad de empatizar con tu propio cuerpo, a darle la atención debida y a que entendieras que si fuiste de día de campo a un lugar hermoso donde todos los que iban contigo metieron los pies al río, y a nadie le sucedió nada más que a ti, no fue cuestión de suerte, algo tenía que acontecer en tu espacio vital para que comprendieras que no sólo yendo al médico se soluciona el tema. Algo que te corta y te impide caminar, te provoca dolor y hace que no puedas pisar, te está hablando más allá de las palabras. No es un suceso para enojarte porque no saldrás de casa unos días, o no vas a salir a correr, o no usarás tacones en la fiesta; es un alto total que exige que traslades a tu vida diaria la posibilidad de poner límites. Si eres un poco sensible te darás el tiempo de preguntarte: ¿Dónde tengo que hacer un alto?, ¿en mi trabajo?, ¿en mi relación sentimental?, ¿en mi adicción al juego, al alcohol, al tabaco, a la comida, a la bebida?, ¿dónde? Al hacerte esas preguntas y otras tantas se puede llegar al lugar correcto en el cual tienes que detenerte, tomar un tiempo y conectar los puntos para ver, como si fuera una figura, dónde está el problema al cual darle solución. Quiero mencionar que cuando una persona atraviesa por un desequilibrio en su conciencia (mente) esto se manifiesta en el cuerpo, ahí es donde se hace visible y, durante ese proceso, algunos individuos pueden ser capaces de ver lo que pasa ahí.

# 8
# Las cuatro esferas y la quinta esencia

Hay muchas filosofías que hablan de la manera en la que está constituida la energía del ser humano. Sin embargo, voy a tomar como ejemplo dos de ellas: una es el Ayurveda, que considera al individuo como cuerpo, mente y espíritu. Para ellos, el ser humano está formado por tres energías vitales a las que llaman *doshas (vata, pitta, kapha)*, y dependiendo de la constitución de cada sujeto, puede predominar un *dosha* más que otro. Consideran que, cuando hay una práctica inadecuada en la vida de una persona, los *doshas* se desequilibran y, por consiguiente, deviene la enfermedad.

Las lecciones de cábala revelan que el cuerpo *Guf* es el recipiente o la vasija donde se expresa el alma, que precipitada por D'os regresa a la Tierra para cumplir con su *tikun*[9]. Una relación estrecha y amorosa con el Creador produce felicidad plena, es el momento en que se manifiesta un desequilibrio en 3D, un espejo de la relación que guarda ese sujeto con el mundo de arriba. Todos los juicios terrenales que vive un ser humano surgen cuando no se estudian los secretos del cielo, que son los que liberan de todo caos a la humanidad.

Para hacer este capítulo más liviano, quise hacer una división en cuatro esferas, en las que englobo al ser humano, y una más que es la que lo circunda y a la que llamo "la quinta esencia".

---

[9] *Tikun* es lo que se conoce como karma, es la corrección que cada ser humano viene a realizar en 3D.

Aire, Agua, Fuego y Tierra son las energías arquetípicas que tienen efecto en la conciencia del ser humano y en su manera de percibir el mundo. Ahora bien, Aire, Agua, Fuego, Tierra y Éter son también los reinos elementales.

La primera esfera es Aire, va de la cabeza al cuello; la segunda es Agua, va del cuello hasta la mitad del plexo solar; la tercera es Fuego, se encuentra de la segunda mitad del plexo solar hasta debajo del ombligo; y la cuarta es Tierra, comprende los ilíacos hasta la planta de los pies. La quinta esencia es invisible a los ojos del ser humano, aunque algunas personas que logran desarrollar el 12 o 15% de su cerebro son capaces de ver el aura, conectarse con el pasado, futuro y traer a 3D información de otros planos inaccesibles para el cuerpo físico.

Cada esfera alberga órganos específicos que se identifican con los diferentes chakras del cuerpo, colores, síntomas y algunos de los desequilibrios más comunes. Aquí encontrarás algunos recursos que te ayudarán a encontrar un poco de tranquilidad cuando haya un tema de caos que afecte algunas partes del cuerpo.

Te preguntarás por qué las denomino esferas. La respuesta es porque el individuo se manifiesta en tres dimensiones espaciales (y una cuarta temporal), y la esfera es un conjunto de puntos en el espacio tridimensional que "equidistan a un punto llamado centro". Martín Buber habla de tres esferas: la primera es la esfera de la vida del hombre con la naturaleza; la segunda es la vida con los semejantes y en la que se puede dar y aceptar el Tú; y la tercera es la comunicación con "las formas inteligibles".

La esfera puede albergar todo en ella, es una mega estructura que abarca al hombre, es una semejante a la de Dyson, aquella que, si las fuentes de energía planetaria se vieran en peligro, es capaz de extraer energía de la estrella más cercana a la Tierra. Estas cuatro esferas se parecen a las de este físico teórico y matemático británico, es decir, se pasaría de lo planetario a lo interestelar. Dicho de otro modo, dejaríamos de ver solo en tres dimensiones y tendríamos acceso a la cuarta dimensión que tanto revuelo ha causado, pues algunos no la pueden experimentar físicamente. El astrofísico Neil de Grasse Tyson tiene la esperanza de que no solo lo entendamos, sino que podamos acceder a la cuarta dimensión. Las cuatro esferas entrarían dentro de lo planetario, y la quinta esencia sería la esfera de Dyson, la cual te lleva a explorar lo interestelar, es decir, lo que está fuera de esta dimensión; solo la quinta esencia se puede experimentar fuera del cuerpo físico.

Se sabe que la salud depende de muchos factores: la genética, el lugar donde se habita y, en el mundo actual, de una economía saludable que permita no sufrir estrés. Los factores que intervienen en la ruptura del equilibrio de la salud del ser humano pueden ser físicos, psicológicos y espirituales.

- Los factores físicos son varios: estrés, mala alimentación, ausencia de descanso, ambientes hostiles, contaminación y horarios de trabajo muy prolongados.
- Los factores psicológicos: las crisis y conflictos personales, conducta negativa y intolerancia a la frustración.
- Los factores espirituales que intervienen son: la carencia de propósito, confusión y ausencia de fe.

Se sabe que las emociones generan la liberación de hormonas, las cuales tienen a su cargo funciones biológicas y el sistema inmunitario. La adrenalina y el cortisol no permiten que el sistema inmunológico funcione de manera óptima, y en ese momento aparecen las enfermedades, mismas que se mencionan en cada esfera.

# 9

# Primera esfera: Aire

La vida en el planeta Tierra no podría ser concebida sin aire, gracias a él se puede respirar, su presencia permite que se manifieste el fuego, el viento, las nubes y el sonido. Este elemento está relacionado íntimamente con el pensamiento, que son todas las ideas y representaciones de la realidad que una persona tiene en su mente. Por medio de los pensamientos el hombre va dándole sentido a su vida en el presente y aterrizando las ideas que surgen en su interior. Cuando éstas no llegan a tomar forma, no se materializan, equivale a una frustración en los correlatos mentales que surgen como producto de la imaginación, de la creatividad o de las mismas necesidades de orientar la vida hacia un camino con un objetivo definido. Por tal razón, esa energía que no pudo llegar a término o a ser plasmada se queda rezagada en la mente, lo que en algunos casos puede ocasionar dolor de cabeza, afonía y estreñimiento, como símbolo de la incapacidad de parir esos pensamientos. Eso conecta directamente con las esferas relacionadas; es decir, si una persona tiene en mente expresarle su sentir a alguien y no se decide a hacerlo, tendrá estreñimiento porque corresponde a la tercera esfera, que representa las emociones.

Ahora bien, en el caso de que ese sujeto viviera el dilema entre delatar o no a una persona para evitar parecer injusto, esto se expresaría con una migraña o cefalea muy fuerte, dado que la primera esfera representa la cabeza y el pensamiento estaría siendo afectado al no tomar una decisión oportuna. Como te darás cuenta, ninguna emoción escapa a la canalización de la energía por el cuerpo físico, y éste, a su vez, resiente todo lo que ocurre en su interior. Una vez que algo se gesta en tu mente, necesita salida para liberar espacio, para seguir generando nuevos pensamientos y emociones. Los pensamientos positivos obran milagros en la mente, los pensamientos negativos, también, por eso es importante que elijas qué es lo que vas a crear en tu mente y estés consciente de que aquello que alimentas es lo que va a crecer en tu interior.

## El cabello

Es considerado una continuación del cuero cabelludo, tiene como función proteger a éste del sol y del frío. Siempre que se habla del cabello viene a la mente la imagen de una cabellera sedosa, lozana, larga y en buen estado con un color intenso, que es sinónimo de belleza. Tanto para hombres como mujeres, habla mucho de su personalidad. Con solo recordar a todos los dioses de la mitología griega y cómo se hacían notar por la manera en que lucían sus cabelleras, notarás la gran carga de energía que es capaz de aportar el cabello en la vida de los seres humanos y a nivel social. Los problemas en la vida de una persona le quiebran y le debilitan, le ponen de cara ante el aprieto, le recuerdan que, ante más adversidad, debe tener más apertura y aceptación del conflicto, que no es más que una lección no aprendida y que tiene que repetir.

Podría decirse que es normal tener una cabellera sana; sin embargo, hay personas que la pasan fatal porque en su vida no sucede eso, pueden padecer ciertos síntomas que les impiden que su cabello tenga las características estéticas soñadas, y éstos son algunos padecimientos que les pueden quitar el sueño: alopecia, calvicie, canas, caspa, grasa u orzuela. Quien tiene problemas con el cabello necesita seguridad, darse a conocer por sus propios méritos o trabajar arduamente con su autoaceptación, autoconocimiento y autoestima.

## La cabeza

Es la parte superior del cuerpo humano donde se encuentra el cerebro —que es eléctrico— y algunos órganos de los centros nerviosos y sensoriales. Dado que alberga el cerebro, la noción de cabeza también se usa como **sinónimo de capacidad, juicio o talento**: "Tenemos que contratar a un hombre de buena cabeza para que dirija esta empresa", "No voy a tolerar otro error", "Usa la cabeza antes de continuar trabajando en el proyecto"[10]. La cabeza siempre está ligada a la toma de decisiones, a la manera en la que una persona puede dirigir sus acciones y tener control sobre ellas. Todo lo concerniente a la cabeza tiene que ver con las conexiones del resto del cuerpo, es el centro de organización, el cual define la comunicación con todas las demás áreas, y si todo funciona de manera normal, quiere decir que el enlace se encuentra en perfectas condiciones, por lo tanto, se podría decir que el individuo goza de plena salud orgánica.

El cerebro es el que produce el dolor de cabeza a través de los nociceptores, los cuales son unas terminaciones nerviosas que se encuentran en articulaciones, piel y órganos internos. Éstos se encargan de detectar cualquier variación química, física o térmica que pueda actuar de manera contraproducente, dañando los tejidos. En el caso de que reciban un estímulo profundo, la médula espinal recibirá estos impulsos y llegarán al cerebro, que en ese momento enviará una señal que será atendida o descartada, y ahí se determina si se experimentará dolor o no. En la cabeza se encuentran el séptimo chakra, el de la corona, y el sexto, del tercer ojo.

**Accidente cerebrovascular (Derrame cerebral):** Cuando se interrumpe el flujo de sangre al cerebro, se rompe un vaso san-

---

[10] *Pérez Porto, Julián y Gardey Ana; Definición de cabeza. 2011. Recuperado de* https://definicion.de/cabeza/

guíneo o se manifiesta un accidente de esta índole, se da una falta de oxígeno a las células del cerebro y las consecuencias pueden ser mortales si no se atiende a tiempo. En caso de sobrevivir puede provocar una discapacidad. Estos accidentes devienen de nuestra falta de valoración, miedo a no ser la persona que quieres, a obsesionarte con obtener el amor de alguien o el control de algo, no querer cambiar tus paradigmas, rehusarse a recibir ayuda, no aceptar el paso del tiempo o los adelantos tecnológicos. Este accidente es un mensaje claro para que revises tus áreas de oportunidad con la experiencia que tienes hoy y desde ahí construyas tu futuro. Cuando se da por la ruptura de un vaso sanguíneo, el cerebro se inunda de sangre y hay que drenarlo, eso indica que internamente la tristeza te tomó como presa y al no sacarla de tu cuerpo encontró un conducto por el que abruptamente reventó y se vació. El miedo a perder la vida te llevó a interrumpirla paradójicamente, tus necesidades más elementales no han sido nutridas de la manera adecuada, estuviste esperando que alguien, a quien considerabas especial, te amara o te aceptara, te tomara en cuenta y supiera lo importante que es para ti. Vivir vale la pena, se aprende y se recuerdan cosas que no se pueden en otros planos, se vive bien si se decide hacer la paz consigo, sobre todo cuando tiene la oportunidad de volver a escribir sobre una página en blanco.

**Cefalea (dolor de cabeza)**: Este dolor puede manifestarse en cualquier parte de la cabeza, y aunque se experimenta de manera transitoria, es capaz de dejar a muchas personas sin hacer sus tareas. En la actualidad hay muchos analgésicos que ayudan a pasar ese trago amargo en pocos minutos. La cabeza te habla de la manera en la que te concibes, tu núcleo de creencias, tus juicios personales, cómo eres de manera individual y con qué cercanía o distancia convives contigo o te evades. Entre más fuerte es el dolor más te juzgas, más perfección quieres ver en el resultado de tus acciones o frente al espejo. Si, en definitiva, no cumples con tus exigencias, te conviertes en tu calamidad. Esto empeora en el momento en el que no te sientes valorado, respetado o tomado en cuenta. Aceptarte y dejar que todo se acomode es un gran secreto para relajarte y tener estabilidad, nada es antes o después, es a su tiempo, y ésa es solo una concepción en 3D para hacer constar que tú y yo existimos.

**Migraña:** Su origen tiene que ver con cambios hormonales, la ingesta de alimentos o bebidas alcohólicas, falta de alimentación, olores, ruido y otros factores, así como la acumulación de estrés. Se presenta con náuseas, vómitos y en algunas ocasiones, intolerancia a la luz, el dolor es pulsátil de un lado de la cabeza. En los adultos puede ser por una manera inadecuada de expresarse en la vida conyugal, es decir, quienes tienen relaciones íntimas, pero solo dan satisfacción y no la reciben, y eso seguirá sucediendo en tanto vivan con culpa por no hablar con su pareja, por no abrirse a una relación nueva, o bien, si se han convertido en eso que nunca pensaron ser, no solo en el ámbito de pareja sino en todos los ámbitos de su vida. Una pregunta que te ayudará a ver dónde estás parado es la siguiente: ¿Eres quien deseabas ser cuando niño(a)? Si tu respuesta es *no* y estás leyendo este libro, tienes la oportunidad de contestar en voz alta: ¿Por qué? Una vez que lo hayas hecho sentirás que saldrá de tu cabeza una energía densa y gris que estuvo ahí durante años, tendrás otros resultados y te sentirás más tranquilo y ligero, con el paso de los días te darás cuenta de que la migraña ha desaparecido o se presenta cada vez más espaciada.

**Tumor cerebral:** Los hay de varios tipos, algunos benignos y otros malignos. Aparecen cuando las células normales presentan cambios en su ADN, lo que promueve su crecimiento. La estrechez frente a pensamientos o sentimientos, así como las circunstancias que no pudiste digerir, son motivos para que crezca en tu cabeza una masa de células sin control que expresan la manera en la que muchas emociones, sensaciones y conflictos no han podido ser superados del modo que esperabas. También es cierto que, si tenías una vida muy planificada y sucedió algo de forma repentina que te sacó de ese balance, cambió totalmente el curso de los acontecimientos y provocó un gran dolor que oprime tu corazón, hablamos de una experiencia que no se ha procesado. Ese tumor alberga ese impacto que sentiste cuando te enteraste de lo que estaba sucediendo. En la manera que te hagas consciente de que su crecimiento puede detenerse y que tu mente te ayudará a poner un alto a ese sufrimiento callado al que le diste lugar, serás parte de la solución de este acontecimiento que ahora enturbia tu vida. La apertura a realizar actividades inusuales para ti, como hablar de tus sentimientos, permitirte llorar una que otra vez y hacer caso a tu voz interna, son factores que pueden contribuir de manera positiva en tu proceso o restablecimiento, según sea el caso.

## La cara

Por medio de la cara conoces la apariencia física de una persona, a través de ella ves la expresión de sus emociones, lo cual te permite saber cuál es su estado de ánimo. Cuando vas caminando por la calle y tus ojos se encuentran con los de alguien más, sabes si te observó con una mirada de enojo, de coraje o de alegría, que, en la mayoría de los casos, es la misma en que tú transmites a los demás lo que consideras que no es perceptible.

En el rostro se dan cita cuatro de los cinco sentidos: la vista, el olfato, el gusto y el oído. Por eso, cuando ves de cara a alguien es como si desnudaras su intimidad. La piel que cubre esta parte de la cara puede enrojecerse, palidecer o presentar ciertos signos que van a reflejar las emociones del individuo. De ahí que hay todo tipo de frases que aluden al rostro: "No me quiere dar la cara", "a mí no me ves la cara", "no tiene cara con qué presentarse". Todo indica que la cara puede evidenciar más de lo que se cree y que, lo más seguro, es que quien se enrojece sienta vergüenza, quien palidezca haya pasado por una fuerte impresión, quien frunza el ceño es por disgusto, y eso indica que lo que hay adentro se manifiesta afuera. La falta de confianza en nosotros hace que una persona no quiera abrir mucho la boca al hablar, sus palabras sean casi imperceptibles y baje la mirada al tiempo que sus hombros se encogen. Ahí su lenguaje corporal hace el trabajo y da una clara muestra de lo que pasa dentro de ese sujeto. Si quieres conocer mejor a un individuo con el que casi no tienes contacto verbal, observa sus facciones, eso te ayudará a darte cuenta qué terreno pisas.

## Los ojos

Hay muchas formas de conocer el mundo que nos rodea y una de ellas es a través de la vista. Es la manera en la que la información llega de forma inmediata al cerebro, que es el encargado de dar interpretación a los impulsos visuales recibidos. El proceso es el siguiente: la luz pasa a través de la córnea y llega a la parte central del iris, que es el diafragma del ojo, una vez pasado el filtro del diafragma, esa luz llega al cristalino que es el lente del ojo, el cristalino, es el encargado de converger los rayos y formar la imagen nítida en la retina. Probablemente en tu familia o en tu círculo de amigos más cercanos una o más personas usen lentes para ver bien, y esto, que parece ser algo muy común y cotidiano, no te deja ver que los problemas de la vista en realidad son enfermedades de las que existe una amplia variedad. Todo el cuerpo es importante, sin embargo, aquello relacionado con la vista no hay que minimizarlo. Seguramente habrás escuchado la expresión "mal de ojo", y aun cuando pienses que esto no tiene nada que ver con la visión, el mal de ojo es poner la energía de tu mirada en otra persona, ya sea que la dirijan hacia ti, o tú hacia otro individuo, y eso puede causar que recibas un impulso tan negativo que te duela la cabeza, te sientas mal o las cosas no salgan como tú las habías planeado. Si eso ocurre solamente con una mirada, imagínate el poder que tiene un ojo de emitir ciertas partículas hacia otro y bien verlo o mal verlo: bien verlo es bendecirlo, y mal verlo es maldecirlo, por lo que te invito a que trates de ser neutro cuando dirijas tu mirada hacia alguien más, pues, imagínate cómo, cuándo y hasta dónde te puede afectar.

**Astigmatismo:** Es una imperfección en la curvatura de la córnea o en el cristalino, ambos tienen una superficie plana que se curva de igual manera en cualquier dirección. Si ambos no están planos no habrá una curvatura uniforme, los rayos de luz no se refractan de manera correcta y la visión se distorsiona. Lo padece quien hace algo diferente a lo que piensa, vive en conflicto, no sabe qué hacer con su realidad, por lo que evade aquello que lo haga poner los pies en la tierra. Se lamentan por los errores que cometieron cuando entraron a su etapa de adultez y no supieron cómo resolverlos, desean romper con la influencia de los patrones que aprendieron de sus padres, pero no consiguen hacerlo. Una solución para impedir el avance de esta afección es centrarse en su vida personal y tomar sus responsabilidades sin queja y de buena forma.

**Hipermetropía**: Esta persona tiene un error del enfoque visual que se manifiesta con una visión borrosa de cerca, únicamente distingue los objetos a una distancia exageradamente grande porque los rayos luminosos paralelos se cruzan en la parte trasera de la retina. Esto significa que tiene miedo a ver de cerca lo que está aconteciendo en su existencia, desea tener el tiempo y el espacio para recapacitar sobre lo que debe hacer, le cuesta trabajo percibir las cosas a detalle y también lo que acontece en su vida, pues en algún momento no cree manejar lo que le sucede. Si se trata de un niño, un día va a crecer y no se va a quedar en el lugar donde ha sido lastimado, intentará moverse. Si es un adulto, debe trabajar con su niño interior, es decir, esto ya le sucedió en su infancia y tiene que resolverlo en el momento presente para crecer emocional y mentalmente. La hipermetropía deja de avanzar cuando haces frente a la situación, tengas la edad que tengas.

**Miopía:** A diferencia de la hipermetropía, ésta es una anomalía del ojo que tiene una visión poco clara de los objetos lejanos, producto de una curvatura excesiva del cristalino, el cual hace que las imágenes se formen antes de llegar a la retina. Este padecimiento impide que te des cuenta de lo que está aconteciendo a tu alrededor, como es el caso de la miopía intelectual. Es una visión corta, lo que impide ver con claridad el futuro, le da miedo lo que pueda pasar. Por eso ésta afección se ve mucho en los adolescentes, quienes viven un periodo incierto y no saben hacia dónde se dirigen.

La mejor forma de que la miopía no avance es entendiendo que tus elecciones pasadas no tienen por qué seguir condicionando tu vida actual, debes hacer frente a tus debilidades, abrirte al cambio positivo, y de esa manera, sabrás que no eres el mismo de ayer ni de hace veinte años. Tu inseguridad ya no tiene que acompañarte a ningún lado, aprende de tus errores para que tu visión crezca y conectes con la confianza y la aceptación.

**Glaucoma:** Es una enfermedad degenerativa la cual se caracteriza por el aumento de la presión dentro del ojo, que internamente tiene un líquido acuoso que se renueva constantemente, pero si falla el canal por donde drena, la presión intraocular aumenta, por lo que puede dañar severamente el nervio óptico. Esta persona no ha podido llorar todo lo que hubiera querido, todas sus emociones están agolpadas desde hace más de treinta o cuarenta años, por eso viene un deterioro de la vista, lo que significa que ya no quiere ver más. En su interior hay mucho rencor hacia las personas que le hicieron daño, por lo que se recomienda perdonar y perdonarse.

Si se desea tener una mejoría, debe aceptarse que esta vieja herida regresó para ser sanada, no para recordar el dolor o el sufrimiento que lo provocó. Si te cuesta mucho trabajo reconocerlo, escribe los eventos que más te propinaron martirio en el pasado, al tiempo que lo relacionas con las personas a quienes les permitiste que lo indujeran. Una vez que termines, quema esa hoja para que transmutes de tu mente a tu escritura los pensamientos que te han ahogado desde hace años. Te sorprenderá el resultado.

## El oído

El oído es el órgano encargado de transformar las ondas sonoras en impulsos nerviosos, los cuales llegan hasta el cerebro, y éste los convierte en sonidos que el ser humano puede entender. Es por el oído que el hombre tiene un proceso de comunicación oral, por lo que cualquier problema en relación con el oído está vinculado con el juicio excesivo hacia lo que escucha, la manera en la que percibe al otro. Quiere dejar de oír cosas que no le agradan, al tiempo que internamente guarda mucha ira. Es importante que sepas que el nervio del equilibrio reside en el oído, tiene la capacidad de informar al cerebro para que mueva los músculos que permiten mantener el equilibrio. Los padecimientos más comunes son los siguientes:

**Dolor de oído:** Esta afectación se da más que nada en infantes, sobre todo cuando escuchan a las personas con las que viven, sean sus padres o familiares. Es obvio que, aunque tienen una corta edad, pueden distinguir cuando se está criticando, juzgando o hablando mal de alguien, razón por la que, al querer bloquear el sonido que llega a sus oídos o impedir esa información, se produce dolor. En los adultos funciona casi igual, cuando se escucha una opinión equivocada sobre alguien, genera tristeza, dolor, irritabilidad. Ahora bien, es probable que esta persona esté buscando el reconocimiento diario de sus acciones y se sienta enojada o desencantada por no conseguir que los demás agradezcan lo que hace, por tal motivo se evade y no quiere vivir en un lugar donde no oye lo que quiere. El dolor puede aumentar cuando este individuo considera que no es tomado en cuenta o nadie escucha sus consejos u observaciones.

Esta afección quiere que dejes la culpa atrás, que te reconozcas falible y no intentes castigarte con un dolor que puede desestabilizarte y quitar tu atención de lo que en verdad es importante, aprende a ver tus experiencias como enseñanzas y no como condenas, no va a pasarte nada ni vas a perder valor si alguna vez le comentas a alguien cómo te sientes, eso es normal y te ayudará a no reprimirte más.

**Pérdida de la audición:** La pérdida de la audición alude a ira reprimida, tanta que ya no puede oír más. Su causa es desconocida, pero el origen emocional de este padecimiento es porque la persona ya no está en disposición de prestar oídos a los demás, es decir, su paciencia para escuchar se agotó. Es una manera de desconectarse, no le gusta lo que escucha, se siente aludida, toma las cosas personales y no sabe de qué manera puede parar esas agresiones. Es alguien que en el fondo tiene un miedo a la no aceptación y al rechazo, eso le genera culpa y se autocastiga, se infringe un obstáculo para completar el proceso de comunicación. Este individuo ha fabricado una zona de confort y control, sabe que es más fácil que todos digan que no escuchó bien y se salga con la suya, es la mejor manera de no rendir cuentas.

**Acúfeno o Tinnitus:** ¿Te zumban los oídos? Eso es el Tinnitus. Se tiene la sensación de tener un mosquito silbando dentro, ese sonido no viene del entorno, es una percepción auditiva "fantasma" y surge dentro del sistema nervioso sin que se dé una actividad vibratoria dentro de la cóclea, la cual se ubica dentro del oído interno. Aun cuando este sonido solamente es perceptible para quien lo padece, si un especialista lo examina podrá constatar por medio de un estetoscopio ese silbido o soplo.

Si algo interfiere en tu audición y no sabes qué es, pregúntate: ¿Qué interfiere entre tu comunicación interna y tú?, ¿acaso te has vuelto frío y calculador?, ¿expresas constantemente que desarrollas tu espiritualidad, pero la manejas dependiendo de tus intereses personales?, ¿qué está pasando que dentro de ti se escucha un ruido imperceptible para los demás?, ¿acaso estás evitando acercarte a tus necesidades primarias?, ¿hace cuánto quieres hacer un alto y no te lo permites?, ¿te consideras intachable, pero te haces de la vista gorda frente a personas deshonestas?, ¿has caído bajo y no deseas que tu familia lo sepa?, ¿has hablado mal de otras personas, pero frente a ellas te conduces con naturalidad y les dices lo mucho que las aprecias?, ¿consideras que todos a tu alrededor son muy silvestres e incapaces, y para no estar solo, los convidas a comer? Si contestaste que sí a más de 3 preguntas, es tiempo de evaluar: ¿Qué te hace sentir "especial"? o ¿por qué crees que sin ti los demás están perdidos? Date unos días de reflexión, has perdido el rumbo y consideras que la vida te debe; por eso en ocasiones la marea te revuelca entre la arena, para que te des cuenta de que eres un simple mortal y no eres más ni menos, eres y punto, una vez lo asimiles, ese zumbido se irá y volverás a conectar con tu voz interna libre de ego.

**Vértigo (enfermedad de Ménière):** Es una anomalía en el oído interno, el cual causa mareos, silbido en el oído, congestión o pérdida de la audición y generalmente afecta un solo oído. Al experimentar vértigo pierdes el equilibrio y cuando esto sucede tienes que guardar reposo. Esto indica agotamiento emocional, mental, física y espiritualmente. No estás al borde, ya lo rebasaste en el momento en el cual creíste controlar todo ese estrés, no pudiste conseguirlo y tienes forzosamente que permanecer en reposo para recuperar el equilibrio. También debes regresar a un momento de tu vida muy doloroso en que te sentiste sucio o sin valor, creíste que los demás te aceptarían o te darían apoyo, pero eso no sucedió, y desde ese momento has experimentado rechazo, aunque tal vez éste también sea un repudio a algo que no deseabas vivir. Esto aplica, incluso, que tu carga no sea física, puede ser emocional, mental o espiritual, entre más náuseas tengas durante este periodo, más culpa tienes porque te sientes sucio y mientras peor te sientas, mayor será la sensación de culpa. Necesitas liberarte de las faltas que consideras haber cometido a lo largo de tu vida.

**Rotura del tímpano:** Es un orificio en el tejido que separa el canal auditivo del oído medio, causado por escuchar ruidos muy fuertes o por introducir objetos extraños dentro del oído.

La rotura del tímpano, si se trata a tiempo, será solamente el recuerdo de un mal momento, pero si no le das importancia puede causar muchas anomalías y otros padecimientos de cuidado. La rotura viene como consecuencia de mucha presión, o bien, por sufrir ansiedad y no tener una manera de desahogar toda esa energía. Son personas que están sometidas a situaciones que se tornan conflictivas. Cuando lo padecen de niños, es porque en casa no hay una figura de responsabilidad, puede ser que el padre sea una figura ausente o que la madre no tenga autoridad o firmeza. Estas personas deben controlar su carácter flemático, exteriorizar de manera muy suave el cómo están por dentro para obtener resultados positivos y no entrar en discusiones estériles o acaloradas, las cuales restan energía y tiempo.

## La nariz

La nariz es una estructura ubicada en la parte media de la cara, entre la frente y la boca, es la entrada más importante de aire, mismo que llega a los pulmones y se introduce en la sangre, viaja a todas las células del cuerpo logrando que se lleve a cabo la respiración celular y el proceso metabólico. La nariz te permite respirar y percibir olores. Ese aire entra a tus fosas nasales te deja saber si estás en un ambiente seguro u hostil, de ahí viene la expresión de "tener olfato", es decir, cuando tu intuición te permite percibir cómo están las cosas y saber cuándo debes y cuándo no debes llevar a cabo algo. Por medio del olfato se pueden reconocer algunos tipos de conflictos, los cuales se originan en torno al funcionamiento de la nariz y a algunos padecimientos conocidos.

**Dificultad para respirar:** Algunas personas experimentan dificultad para jalar aire, esto está íntimamente relacionado con las situaciones que se presentan en la vida y la manera en cómo se resisten a darles solución. Ahora bien, en el caso de que un individuo sea intransigente y vaya por la vida queriendo hacer su voluntad, esta dificultad será aún más severa. La respiración disminuye cuando no quieres abrirte a otros esquemas y se normaliza cuando te adaptas mejor a las circunstancias y respetas al otro.

**Nariz congestionada:** Te sientes amenazado, no sabes por qué, pero algo te dice que debes permanecer alerta, razón por la cual no te dará descanso hasta que descubras lo que está aconteciendo. Tómalo como algo que te espera al doblar la esquina, un accidente, robo, o cualquier cosa que pueda suceder y debas estar prevenido. Esa congestión te sitúa frente a un obstáculo que impide que entre aire por los canales que te conectan a la vida, lo cual te hace sentir en cada momento que ésta se te va y al mismo tiempo te pide que no juzgues desde donde los demás actúan. Eso es un buen punto para darle libre acceso al aire, a la vida, a caminar tu camino sin que el de los demás te genere conflicto.

## La boca

Todas las piezas dentales tienen estrecha relación con los órganos del cuerpo, por lo que se aconseja asistir al dentista periódicamente o cuando se tiene una molestia. El dolor en cada diente puede señalar alguna dificultad con sus órganos relacionados. Algunas personas refieren dolores en lugares donde les han sido extraídas algunas piezas, son casi siempre personas en perfecto estado de salud, pero lo que se refleja en ellos es lo que se denomina "dolor fantasma", lo que a nivel espiritual significa que estamos frente a individuos que desean tener estricto control del cuerpo físico y lo subyugan impidiéndole expresar su verdadero dolor, ese que viene de adentro y no tiene nada que ver con lo físico. También se sienten frustrados por no controlar a los demás y eso los hace mantener dolores como parte de los juegos de manipulación, los cuales pueden ejercer sobre los más cercanos.

**Incisivos superiores e inferiores:** Si alguien quiere saber cómo están sus oídos, vejiga y riñones, debe fijarse en el primero y segundo incisivos, mientras que los caninos revelan el estado del hígado y la vesícula de manera indistinta. Los dolores referidos en el primero y segundo incisivos, tanto superiores como inferior, declaran otitis, pielonefritis crónica y cistitis.

El primer incisivo le trae problemas de osteocondrosis, amigdalitis, inflamación de la próstata e incapacidad de la articulación coxofemoral. Esto se manifiesta en las personas que viven preocupadas por el futuro y no logran establecer una relación con el aquí y el ahora. Si en los dientes caninos el dolor es tan persistente que no da tregua ni de día ni de noche, es seguro que se trate de colecistitis, algún padecimiento hepático como hígado graso, o una secuela de quien padeció hepatitis y cuyo hígado está muy sensible.

**La muela del juicio:** En el momento que duela la muela del juicio hay que asistir de inmediato al dentista y después al cardiólogo, pues hay una relación muy cercana entre estos órganos.

Normalmente las personas que desarrollan enfermedades cardíacas ya han tenido temas con la muela del juicio, algunos los atienden y otros no, y quienes saben de la relación que guardan los dientes con los demás órganos, a veces temen recibir un diagnóstico que no sea favorable y por eso postergan ese momento. Esta muela puede doler, también, porque en el lugar donde se encuentra es más difícil la limpieza y se van alojando ahí las bacterias, son más susceptibles a las caries dentales y la enfermedad de las encías. Se les llama muelas retenidas cuando no tienen espacio para salir o crecer. Quienes desarrollan problemas en las muelas del juicio tienen un tema con el reconocimiento, no saben de qué manera pueden hacerse acreedores al cariño de las personas y sufren cuando no se les expresa de manera continua que son apreciados. En el caso de que la muela no salga, habla de una persona que vive contenida (no habla, no expresa, no comunica), es alguien que no está tranquilo, aunque aparente lo contrario, son aquellos quienes te dicen que sí a todo, pero en realidad no desean hacer esa tarea y no quieren hablar de lo que les hace sentir mal realmente, es posible que no se sientan cómodos en el lugar donde viven o se ejerza violencia emocional o física y vivan presas de la angustia y el miedo.

**Los labios:** En los labios empieza el aparato digestivo, se dividen en labio superior e inferior. Si te das cuenta, las lesiones en la boca ocurren cuando alguien calla y no se puede defender. Lo que no expresa la boca se ve en los labios y en su interior, estos padecimientos son un grito desesperado pidiendo ayuda. Todo depende de quién los emite, también les pasa a los agresores: piensan que nadie sabrá lo que hicieron, pero su cuerpo los delata, en sus labios se ve la marca de las malas pasadas que practicaron contra los demás.

**Caries:** La caries es una enfermedad infecciosa que ataca y destruye los tejidos dentales. Estas bacterias *streptococcus mutans* son tan agresivas que sus ácidos son capaces de perforar el esmalte dental, lo que crea grandes cavidades que a la larga se van haciendo más extensas. El origen de la presencia de caries en la boca se debe a que una persona ha dejado que una situación llegue demasiado lejos, les ocurren stuaciones en su hogar que no pueden arreglar y sienten que si hacen lo correcto se les va a juzgar o a pedir cuentas, así que pasan muchos años aguantando cosas que les amargan el carácter, pretextan que viven así por sus hijos, trabajo o proyectos, pero en realidad lo hacen porque en el fondo tienen miedo de poner punto final a su agonía y tampoco saben cómo. Es cierto que los niños son quienes más padecen esta enfermedad, sin embargo, si su ingesta de azúcar y carbohidratos no es tan alta, entonces algo no anda bien. Es necesario revisar la relación en casa o en su escuela. Ahora bien, si es un adulto, debe tomar control de su vida y no tener miedo. Recuerda que la caries es una caverna y es el símil del lugar donde te encuentras. Una vez que tus caries se hayan obturado, sentirás alivio, pero si no arreglas el tema personal, regresará esta desagradable situación.

**Mandíbula inferior:** Si los problemas se encuentran en las encías o piezas dentales de la mandíbula inferior, y además se presenta dolor, esto hace referencia a un carácter impulsivo que no está contenido. Hay tensión tanto en la zona de dolor como en el momento presente que se está viviendo. Debes reflexionar, dejar que las cosas tomen su curso y no tratar de ir a contracorriente. Si se prolonga este estado de ánimo corres el riesgo de perder varias piezas dentales.

**Cáncer de boca:** Es un crecimiento de origen maligno que, de manera inicial, se presenta como una lesión del mismo tejido de la cavidad oral por metástasis de un sitio de origen distante o por estructuras anatómicas vecinas. El más común es el de células escamosas y se origina en los tejidos que delimitan la boca y los labios. Más allá de lo aparatoso que puede imaginarse, esto también es una muestra de que algo sucedió en los terrenos de la comunicación: por no hablar, hablar de más, juzgar a los demás, practicar la murmuración y por promoverla. En el caso contrario, ¿para qué quieres la boca si no hablas? ¿Para qué quieres hablar si lo que sale de tu boca contamina? Ésta es una lección que incita a practicar lo correcto con lo que uno conecta de la mente a la boca, con bendecir en lugar de maldecir, con parar de lleno tu capacidad o incapacidad de saber usar tus palabras de manera correcta.

## Garganta

La garganta es la parte interna del cuello, comienza en la parte posterior del paladar y termina en la parte superior de la tráquea y el esófago. Funge como ducto para que los alimentos y bebidas lleguen al estómago, para que el aire pase y la voz salga de la laringe. La garganta involucra la digestión, la comunicación y la respiración, todo lo que está relacionado con ella no sólo tiene que ver con la asimilación de lo que se vive, sino también de lo que se comunica y de lo que debe dejarse ir.

La garganta es un puente que conecta la primera esfera Aire, con la segunda esfera Agua, lo que simboliza la unión del pensamiento con las emociones. El aire es libre y va de un lado a otro, el agua es la conexión con el mundo interno, eso hace posible que el mundo de las ideas se mezcle con las emociones. Por ejemplo, si tienes la intención de abrir un negocio y las emociones que utilizas para llevarlo a cabo son la inspiración y la esperanza, dará fruto porque tendrá pies firmes para cimentarse. Eso quiere decir que lo que nació en tus pensamientos se materializará, si y sólo si, la emoción con la que se desarrolla tiene una vibración alta. No obstante, si se viste de una emoción inadecuada como la ansiedad, entonces provocará duda, llegando hasta el área del abdomen, donde están las pasiones que son Fuego y representan la tercera esfera. Al ser apagadas por el agua, ese proyecto no tendrá la oportunidad de tocar tierra, es decir, de materializarse.

## Amígdalas

Son masas de tejido linfático que se encuentran a ambos costados de la parte posterior de la garganta, su función es proteger al cuerpo y combatir a los gérmenes que entran en él, cuando estos invasores se quedan en las amígdalas provoca infecciones.

**Amigdalitis:** Es la inflamación de las amígdalas, que ocasiona dolor en la garganta y dificultad para tragar. Cuando los guardianes del cuerpo se han debilitado hay que ayudarles a restablecerse para que sigan luchando en contra de los virus. Su inflamación sucede porque tuvieron que agrandar su tamaño para no dejar que el enemigo penetrara su interior, lo que significa que están luchando contra algo que es grande, que está a punto de salirse de control, tanto a nivel emocional como mental. El no tragar o experimentar dolor al hacerlo te confronta con la situación que vives y no toleras más la posición en la que te encuentras, así que pregúntate: ¿Cuánto más puedes aguantar?, ¿es necesario que sigas ahí?, ¿por qué eliges estar física, mental o emocionalmente donde no es tu lugar?, ¿es más grande tu miedo a comunicar tu sentir que a liberarte de esa carga?

En el caso de que esto le suceda a niños pequeños, es casi seguro que vivan en ambientes hostiles donde existe la violencia intrafamiliar en cualquiera de sus formas, y en el fondo están tratando de defenderse. Al no conseguirlo, no pueden tragar la forma en la que su vida se manifiesta, por lo que es más fácil quedarse callados.

Quien tiene que defenderse está con la espada desenvainada, alberga ira, coraje y comunica de manera reactiva; silenciarse es otra opción y entra dentro de la violencia pasiva, esa manifestación de la indiferencia que duele. No es poniendo en jaque a las amígdalas que se van a resolver los ataques de los virus externos, ya que a nivel emocional esto te representa una agresión. Tal vez la opinión que tienes sobre tu persona, lejos de ser una afirmación, muestra la desaprobación que te hace sentir cada vez más alejado de tus propósitos y estás buscando resolver atacando desde afuera lo que tienes que aceptar adentro. También, el hecho de expresar lo que no estás dispuesto a seguir tolerando es una forma de ser fiel a lo que quieres que se manifieste en tu presente, no temas, sigue adelante y los resultados no se harán esperar.

## LARINGE

Dentro de la laringe, que es un tubo cilíndrico compuesto de músculos, cartílagos y tejido blando, se encuentran las cuerdas vocales por medio de las cuales se expresa la voz. Una vez que el aire es expulsado por la laringe, se produce una vibración en las cuerdas vocales y la voz se escucha. Todo lo que involucra la voz tiene que ver con la conciencia que cada quien les da a sus palabras, al discurso que nace en la mente y el cómo se expresa hacia sí o hacia los demás.

**Laringitis:** Se manifiesta como una inflamación de la laringe cuando se ha hablado demasiado o por infecciones bacterianas, se inflaman o se irritan las cuerdas vocales y eso puede hacer que se distorsionen los sonidos que produce el aire cuando viaja por ellas, provocando lo que se conoce como voz "ronca". Existen dos posibilidades: en la primera, si tiendes a hablar más de la cuenta es momento de que recapacites un poco. ¿Hablo sin ton ni son?, ¿alguien pidió mi opinión?, ¿hablo porque no quiero escuchar a los demás?, ¿me quedo en silencio y escucho lo que no me gusta?, ¿hablo mucho y no me importa?, ¿si me quedo sin voz, cómo me comunico?

Éstas y otras preguntas contéstalas cuando te des cuenta de que sólo eres emisor, que no sabes mantener una conversación, que eres un experto en monólogos. ¿No se te ha ocurrido, tal vez, que algunas personas no quieran escucharte o están cansadas de que siempre seas tú quien hable de su vida?

Si éste no es tu caso, entonces estás frente a la segunda posibilidad, haciendo lo contrario a la anterior: evitas hablar para no tener problemas o disgustar a los demás, temes no estar a la altura de las expectativas de tu círculo, te da miedo hacer el ridículo si dices algo que no es propio o adecuado. ¿Te has preguntado desde cuándo vives así? Tal vez comenzó en tus primeros años de adolescencia, con una mala experiencia en el salón de clases frente a tus amigos o compañeros. ¿Dijiste algo que no fue bien recibido?, ¿te sentiste morir cuando tuviste que enfrentar comentarios negativos?, ¿se te fue la voz y con ella las ganas de comunicar? Esa represión te inflama, tu voz está socavada, si hablas es probable que entiendan algo diferente a lo que quisiste decir, entonces la culpa es del que entendió mal. En todo caso tú quedas justificado porque no estás en óptimas condiciones y la persona con quien sostienes el diálogo lo sabe.

Frente a estas dos situaciones lo mejor es encontrar un equilibrio al escuchar para después hablar, sin decir más de lo necesario. Recuerda que esto permitirá relaciones sanas en las que la comunicación sea de dos vías y no solo de una. También es cierto que, si reparas en que todos tienen voz, serás más consciente de que no es práctico ni saludable que hables todo el tiempo. Por otro lado, si necesitas ayuda, alza la voz, ¡habla! Eso muestra que eres una persona que ya no es presa de su arrogancia y decide vivir de manera más relajada, aceptando sus debilidades y que, en el momento que son aceptadas, se transforman en fortalezas.

## Glándula tiroides

Se encuentra en la parte frontal del cuello, su actividad es de suma importancia porque las hormonas que produce afectan todo lo concerniente al metabolismo y la salud del organismo. Trabaja en conjunto con la glándula pituitaria y el hipotálamo.

La tiroides guarda una estrecha relación con sentimientos como la ira y todo lo que de ella deriva: odio, frustración, furia, ultraje, resentimiento, y otras emociones que se experimentan en momentos en los que el individuo siente que no puede realizar lo que desea y está sobrepasado por los sucesos dentro de su entorno. "¿Qué conflicto emocional estoy viviendo? No puedo conseguir o atrapar a la presa, soy lento." La presa puede ser un marido, un ascenso, etcétera.

## La columna

La columna vertebral está formada por huesos, músculos, nervios, tendones y otros tejidos. Se sitúa en la parte media y posterior del tronco, abarca desde la cabeza (misma a la que sostiene), baja por el cuello, la espalda, y llega hasta la pelvis, a la que le da soporte. Si te das cuenta, la función más importante de la columna es dar sostén, permitir que, a través de ella, haya un orden perfecto para que todo esté alineado y tenga una estructura. Cuando la columna funciona perfectamente no se experimentan dolores, tal vez un poco de tensión por haber hecho algún movimiento brusco, por haber cargado algo muy pesado o cualquier otra cosa a la que una persona no esté habituada a hacer. De hecho, cuando se presenta un dolor es porque puede ya existir alguna lesión importante, como escoliosis, rectificación de cuello, hernias en las cervicales, dorsales o lumbares.

Estos malestares, como ya se ha comentado, aparecen por razones distintas y algunas devienen mucho tiempo después de que una persona ha practicado cierto tipo de conductas en su vida.

En la espalda se presentan los dolores que tienen su origen desde que el feto está siendo formado dentro de su madre, por increíble que parezca. Allí influyen todo tipo de pensamientos y sentimientos que alguno de los padres, o ambos, hayan experimentado desde el instante en el que supieron que una nueva vida vendría en camino. Todo lo que sucede durante el periodo de gestación es una información de primera mano con la que el niño nace, es muy importante porque ahí se está formando la estructura tanto física como emocional del recién nacido. Cuando hay problemas durante el embarazo el producto lo sabe, y cuando crece, tiende a desarrollar problemas en la estructura más importante del cuerpo que es la columna, aunque claro, no todas las afectaciones en esta zona son generadas por lo que sucedió durante la gestación, también se dan por otras circunstancias que van ocurriendo mientras se vive. Por eso, hay quienes le dan la espalda a las cosas y huyen, o en un intento fallido de darles solución, convierten su espalda en un perchero que poco a poco va venciéndose por el sobrepeso de las responsabilidades, cargas emocionales, físicas y espirituales; fracasos, pérdidas y muchas otras cosas que suceden con el paso de los años.

## Cervicales

En las siete vértebras cervicales se expresa una relación directa con el quinto chakra, que representa la creatividad y la comunicación, la manera en la que una persona habla y expresa su sentir, su apertura

—o falta de ella— frente a las circunstancias del día a día, así como la manera en la que es o no capaz de asimilar lo que le está sucediendo y cómo le da la cara, la vuelca o la recarga sobre su espalda. En cada vértebra existe información sobre el origen del malestar.

Una persona demasiado cándida es susceptible de ver las intenciones ocultas de los demás y muchas veces es criticada por ello. Pero en el fondo, lejos de saber qué es lo que los demás pretenden, sólo llega a sentir que la están juzgando y eso le causa conflicto y dolor, por lo que se aparta y se encierra. No hay modo de que exprese lo que le inquieta, lo que le hace feliz o infeliz, simplemente se cierra a la comunicación y experimenta tensión constante en el área cervical. De manera contraria, una persona que penetra en los ríos caudalosos de la mente de un desconocido y se previene sobre sus negras intenciones siempre está como centinela y no descansa. Eso también le trae problemas en estas vértebras, ya que desarrolla una rectificación de cuello que le impide descansar.

Las primeras tres cervicales C1, C2, y C3, se ven sumamente afectadas por diferentes síntomas, como mareos o adormecimiento de brazos, que alteran la sensibilidad del organismo. Si una persona no puede ver sus proyectos realizados como los ha concebido o pierde la autoestima a nivel intelectual, esto le traerá como consecuencia la falta de flexibilidad ante las circunstancias que se viven día a día. A nivel físico le causará dolor al mover la cabeza a la derecha, izquierda o hacia delante.

Las otras cuatro cervicales inferiores presentan un desajuste cuando no hay concordancia entre lo que dice y hace una persona, o sea, cuando un individuo se siente timado emocionalmente, estas vértebras se manifiestan y causan incomodidad, malestar y conflicto por estar cerca de personas que no le agradan. Las relaciones que sostiene son mayormente superficiales, no desea ser herido ni vivir injusticias, entonces pinta una línea muy marcada con sus parientes y amigos, es decir, se relaciona, pero hasta cierto límite.

# 10

# Segunda esfera: Agua

El elemento Agua corresponde a la segunda esfera, conocida por su fórmula química como $H_2O$, su molécula está formada por dos átomos de hidrógeno y uno de oxígeno. Su existencia es tan importante que el 70% de la superficie terrestre es agua y el cuerpo humano está compuesto en un 60% de agua: el cerebro se compone de 70% de agua, la sangre de 80% y los pulmones se componen de 90% de agua.

El poder del agua es tan grande, que al referirse a ella se pronuncian frases como: "Hay que tenerle respeto al agua", "No metas un pie en el agua si no sabes nadar". Todo esto supone que, salada o dulce, el agua puede manifestarse de maneras diversas y rápidas. En todas las religiones y tradiciones espirituales, el agua tiene un rico significado que sobrepasa su realidad material. El agua, en la mayoría de los mitos de la creación del mundo, representa la fuente de vida, de energía divina, de la fecundidad de la tierra y de los seres vivos. Las grandes religiones y caminos espirituales expresan su encanto por las aguas a través de los ritos cósmicos, de iniciación y de purificación.

Como se ha mencionado, el agua es imprescindible en la vida del ser humano, y éste, a su vez, sabe que todo lo relacionado a este elemento tiene que ver con el flujo de las emociones, las cuales son inevitables y pueden llegar a ser muy intensas dependiendo del estímulo que las provoca. Al estar relacionadas con el agua son un vivo reflejo del mar en calma o de una lluvia que arrasa con todo. Por eso, el individuo debe saber que hay diferencias entre emoción, sentimiento, sensación y estado de ánimo. Dicho lo anterior, una persona que no sabe manejar sus emociones de miedo, sorpresa, felicidad, ira, asco o tristeza, eventualmente tendrá problemas de salud, ya que influyen en la actividad cerebral, concretamente en el sistema límbico. Esto creará estrés continuo y con el tiempo las enfermedades no se harán esperar. Las respuestas fisiológicas pueden ser tics nerviosos, expresiones faciales muy marcadas, aumento del ritmo cardíaco, hasta enfermedades crónicas como la colitis neurogénica.

Las personas que son regidas por el elemento agua son sensibles y vulnerables, se toman su tiempo para actuar y se les percibe calmados casi en todo momento, su manera de conectar casi siempre es por medio de las emociones, que son reacciones inmediatas y momentáneas frente a algún evento relevante. Su salud en general es buena; sin embargo, cuando deviene en ellos algún problema se puede tornar muy serio, experimentan dolores severos en huesos, articulaciones y ligamentos y, en algunos casos, se presentan problemas cardiovasculares y de orden estomacal. Esta esfera comienza con la tráquea, que se encarga de inhalar y exhalar el aire desde los pulmones y se extiende hasta las arterias, que son las vías que irrigan el miocardio del corazón.

## TRÁQUEA

Es un órgano del sistema respiratorio que tiene característica rugosa y se extiende desde la laringe hasta los bronquios. Su función es llevar aire a los pulmones y sacar dióxido de carbono de éstos. La tráquea es como una encrucijada donde confluyen muchas funciones del sistema respiratorio, y a través de esta vía entra, del exterior al interior, la vida o lo que te conecta a ella. Cualquier problema con este órgano manifiesta el estar pasando por una crisis muy fuerte, en la que un individuo cuestiona el para qué o el porqué de su existencia. Se crea la necesidad de que sus preguntas sean respondidas por una entidad espiritual, gurú, médium, sacerdote, pastor, maestro de yoga o cualquier persona que le ayude a calmar su ansiedad sobre aquellas grandes interrogantes. Les cuesta tragar la realidad y buscan a quién endosarles las desgracias de su vida. El mejor remedio para sanar es aceptando las cosas tal y como son, sin filtro, y resolver por sus propios medios todo aquello que compete a su vida y a lo que ha hecho con ella. De esa manera, todo será encauzado adecuadamente y será capaz de tomar lo bueno, como el aire, y dejar ir lo que ya no necesita, como el dióxido de carbono.

## Bronquios

Estas vías permiten la entrada y salida de aire en los pulmones para que puedas respirar. Se dividen en dos conductos más pequeños conocidos como bronquiolos. En el momento de la inhalación, los bronquios se ensanchan para facilitar el paso del aire hacia los alvéolos. En los primeros capítulos se habló del dolor que experimenta el recién nacido cuando entra por primera vez el aire a los pulmones y se provoca la oxidación. Sucede casi lo mismo en este caso: en el momento que se expanden, aunque sea un poco, se siente como si fuera la primera vez. Todo lo relacionado con los bronquios es una manera de regresar al momento de tu nacimiento, a cómo te sientes con respecto a tu familia de origen o cómo son tus relaciones con tus familiares. En caso de no tenerlos, entonces con tus amigos o el círculo en el que te desenvuelves. El simple hecho de ser consciente de lo que tienes que hacer hoy es una oportunidad para que respires profundamente sin que se interrumpan tus inhalaciones y exhalaciones, permitiendo que el aire, que simboliza el pensamiento, pueda hacer que tus pulmones, regidos por las emociones, se lubriquen con ese líquido sagrado que es el agua y solo sirva de conductor para bajar esas ideas hasta la cuarta esfera Tierra, donde habrá de materializarse aquello que estuvo primero en el aire.

## Pulmones

Los pulmones hacen pasar el oxígeno al cuerpo cuando se inhala y dejan salir el dióxido de carbono cuando se exhala. En los pulmones todo está muy claro, en ellos se expresa la manera en la que una persona es capaz de dar y también de soltar, es decir, aceptar lo que llega y dejar ir lo que ya no es para sí. Al entrar el aire se deja entrar a la vida, y al dejarlo salir, te desprendes de lo que no necesitas. Algunas de las causas que más se vinculan con los pulmones son:

- Tristeza que lleva a la depresión.
- Incapacidad para afrontar la realidad.
- Estrés continuo.
- Angustia por el futuro.

Los conflictos en los pulmones se arreglan prácticamente cuando ya no tienes miedo al juicio, a la crítica, cuando maduras y dejas de guardar las apariencias, cuando sabes que eres más que un cuerpo físico y dejas de sentir que eres lo que tienes. Cuando sueltas, te acumulas en los actos de generosidad que haces con los demás y contigo.

## Parrilla costal

Es una cavidad semirrígida que protege los órganos del sistema circulatorio y respiratorio (corazón, arterias, pulmones, tráquea y bronquios). Hay tres pares de costillas: las verdaderas, que van desde la primera a la sexta y se unen directamente con el esternón; las falsas, que van desde la séptima a la décima y sus cartílagos se unen con la sexta; y las flotantes, undécima y duodécima, que están libres y no se unen al esternón.

Todo lo que les ocurra a las costillas tiene que ver con temas de protección, abrigo, cobijo, cuidado, el lugar que uno se provee, donde se siente a salvo y está fuera de peligro. Cuando hay dolor en las costillas hay que poner atención y darte cuenta si estás bajando la guardia frente a un tema en específico en el que te sientas vulnerable y que puede traer problemas más adelante. Tal vez te estás abriendo demasiado frente a personas que no conoces del todo y necesitas repensar la situación, observar un poco más: ¿Qué te hace estar cerca de esas personas?, o ¿por qué crees que son buenas para ti? Ese dolor apunta a que estás dejando pasar inadvertidas muchas cosas que te pueden ser de utilidad si pones límites a tiempo.

Si el malestar se presenta del lado izquierdo tiene relación con lo femenino, la madre, lo que vives internamente; el lado derecho con lo masculino, el padre y tu relación con el mundo externo. Si duelen las costillas verdaderas o presentan una fractura, toma en cuenta si existe un problema actualmente con tu padre, padrastro o quien funja como figura masculina en tu familia. Ahora bien, si lo que viviste o vives es la ausencia de este familiar, entonces es momento de que sueltes tu responsabilidad paternal sobre los demás, aun cuando seas mujer.

En las costillas falsas se harán notar los problemas en los temas laborales o relaciones interpersonales que crean roce o conflicto, se tornan ácidas y no son de fácil manejo, o en donde te sientes desprotegido. En las costillas flotantes se manifiestan conflictos con los infantes, es decir, una preocupación por tu hijo pequeño, sobrino, nieto, bisnieto, o un recién nacido que no está bajo tu protección y consideras que está desprovisto de cuidados o la está pasando mal.

Las fracturas, desplazamientos y fisuras en las costillas no solo muestran el estar desprovisto de protección, sino una ruptura necesaria con eso que consideraste por mucho tiempo la manera correcta de hacer las cosas o de vivir bajo ciertos esquemas. Puede, incluso, doler cuando inhalas: la vida como la conociste duele y ya no estás para eso, la recuperación de las costillas necesita que te mantengas en calma no solo física, sino mentalmente. No necesitas pensar mucho lo que tienes que hacer, toma decisiones que sean únicamente compatibles a los cambios que debes enfrentar y acepta que es momento de seguir adelante sin voltear atrás.

## Senos

Los senos son parte del cuerpo de la mujer, tienen una forma cóncava y se encuentran ubicados en el tercio superior del tórax a ambos lados. Son fuente de alimentación para los recién nacidos en el periodo de lactancia.

Cualquier malestar, dolor o padecimiento en los senos tiene que ver con la manera en la que una persona se hace o no responsable de su maternidad o paternidad. La mujer que presenta problemas puede hurgar en su pasado: tal vez nunca sintió cerca a su padre o madre y en su vida hay una huella de abandono muy marcada que regresa.

Cuando no hay producción de leche hay falta de identificación propia y con su hijo. Dentro del vientre se puede escuchar todo lo que viene del exterior: los diálogos y lo que ocurre en el mundo interno de la madre llega al bebé por medio de la acidez que puede experimentar la mujer en estado de gravidez; a mayor acidez más descontento, temor o angustia por la llegada del bebé. Un niño que es amamantado experimenta los beneficios de la lactancia tales como: la relajación, dormir profundamente y desarrollar un ciclo circadiano saludable; en caso de que no pueda tener este privilegio debe aprender a ser independiente, destetarse y seguir adelante.

**Fibrosis:** es la manifestación exagerada de tejido fibroso, donde se encuentran el tejido cicatricial y los ligamentos. Pueden aparecer nódulos mamarios, secreción café o verdosa que sale sin manipulación, y el engrosamiento se mezcla con el tejido mamario colindante. La fibrosis aparece cuando una mujer necesita replantearse si la familia que tiene es la que deseaba, si lo que ha construido hasta el día de hoy es la forma en la que había visualizado su felicidad. Cuando todo lo anterior no sucede a nivel familiar, empieza a bloquearse al tiempo que la fibrosis avanza, por esta razón, el momento en el que se presenta es para hacer un alto en el camino y preguntarse si está en el lugar correcto o si es necesario cambiar de dirección. Esa respuesta está dentro de ti, y solamente tú sabes lo que necesitas hacer.

**Quistes mamarios:** generalmente no son cancerosos, son bolsas de líquido dentro de la mama, pueden aparecer uno o más en un seno o en los dos, si se presenta dolor se debe drenar el líquido para aliviar los síntomas. Hay emociones que no pueden salir del cuerpo y se quedan en algunos órganos para evidenciar su existencia; en este caso los líquidos están ligados a las emociones, empiezan a molestar ante la imposibilidad de salir del organismo y es ahí cuando alguien más los drena para aliviar la molestia. Cuando aparecen en esta área es por varias razones: rupturas no superadas, relaciones en las que no te sientes valorada o amada, incapacidad de salir de una relación en la que no te sientes bien por miedo a no autogestionar tu manutención, codependencia y falta de autoestima. Así que, ten valor y sal de ese círculo vicioso.

## Abscesos

Si existe una infección en algún área del cuerpo, inmediatamente el sistema inmunológico pondrá a los glóbulos blancos a trabajar para combatir este malestar. Las células se agrupan y se mezclan con los gérmenes y el tejido afectado, creando un líquido llamado pus, que a su vez es el que genera una cavidad donde ésta se acumula y forma una protuberancia en la piel.

El absceso se torna doloroso cuando está en plena erupción, la piel se pone caliente como manifestación de la sangre que arde, el hígado que hierve, la cabeza que estalla, todo aquello que manifiesta ira por un suceso que acaba de ocurrir y al que no supiste reaccionar de manera adecuada. La pus es un símbolo de infección que poco a poco ha llegado a colmar una caverna sin salida. Ahora bien, si se manifiesta más de un absceso, esto te llevará a preguntarte cuánto espacio más necesita ese sentimiento para manifestarse, o bien, ¿es tan grande tu coraje que se ha diseminado en diferentes zonas del cuerpo? Ese absceso, independientemente del lugar donde esté manifestado, es producto de pensamientos añejos y malsanos que en tu vida ya no tienen lugar y deben ser removidos. Aquellas personas que se acostumbran a vivir con abscesos y no han pensado siquiera visitar a un médico, frente a esa indolencia podrán manifestar otro tipo de síntomas para salir de su zona de confort y hacer un détox físico y emocional.

## Vértebras Dorsales (D1 a D10)

Esta parte de la espalda alberga la región torácica, ésta es una zona que designa temas afectivos relacionados con emociones que van desde la culpa hasta la alegría. La intensidad con la que se viven da cuenta de las afecciones que se manifestarán en las vértebras dorsales. Son las encargadas de situarte donde estás y con lo que sucede en tu vida.

**D1:** Si llevas a tu cuerpo físico, mental o emocional hasta el límite de sus fuerzas, esta vértebra habrá de reaccionar. Cuando tratas de evitar que te hieran, construyes un búnker que te proteja y te haces calculador, frío y a veces sarcástico, tus relaciones no son muy profundas.

**D2:** Se ve afectada considerablemente cuando tus emociones se encuentran rebasadas, responde con lo que conocemos como "dolor de espalda", y cuando no tienes tiempo para atenderte queda una sensación de "tirón de espalda". Esto sucede cuando insistes en vivir en el pasado, es decir, los eventos que ya tuvieron lugar te siguen lastimando, enojando, consolando, o los añoras de tal manera que no te conectas al presente. Consideras que tus familiares, amigos y aquellas personas con las que tienes relación ejercen mucho rigor o presión en ti. La manera en la que **D2** mejora es dejando ir el pasado, conectándote al presente con responsabilidad, tomando decisiones sin pedir ayuda, siendo franco contigo y confiando en ti.

**D3**: Te recuerda su existencia con dolor cuando tu vida se centra en juzgar y se verá afectada experimentando frecuentemente gripe, tos o enfriamiento. Si tus pulmones están inflamados y el pecho congestionado, indica que debes dejar de ser rígido. Si te enojas cuando consideras que alguien no hace las cosas dentro de los límites de lo correcto, y no se diga si ves que una persona es maltratada por otra, porque eso hace que montes en cólera y consideres que en el mundo ya no hay valores, te vuelves desconfiado y te apartas. La manera de sanar esta vértebra es comprendiendo que nada es perfecto sino perfectible, que el destino del planeta no está en tus manos y lo poco o mucho que aportes es tu contribución para que sea un lugar más habitable.

**D4**: Hay personas que viven dándose permiso para hacer cuanto desean, siempre tienen una excusa perfecta para justificar lo que hacen, no toman en cuenta a nadie, ellos son protagonistas en su vida, es decir, lo que cuenta es que ellos estén satisfechos. Este individuo necesita emociones fuertes porque siente que la vida no es suficiente, es insípida y le hace falta algo que le dé el ingrediente excitante, que ponga a flor de piel sus sentimientos. En el fondo busca evadirse, se deprime y no sabe cómo hacer para acercarse a los demás, al rechazarlos es un grito desesperado que dice: "No sé cómo recibir amor", "no sé cómo conectarme con el prójimo", por lo que no hay que descartar problemas severos con la vesícula. La manera óptima de generar mejoría para **D4** es no escapando de la realidad, aceptando que la vida debe seguir su curso sin forzar las situaciones para que sean distintas.

**D5:** Empieza a dar problemas cuando la persona no conecta sus sentimientos con sus pensamientos, entonces el hígado puede presentar problemas y la circulación también. Estos sujetos tienen valores y principios, pero en ocasiones su ambición es desmedida, creen que lo que tienen los demás les corresponde a ellos, rara vez se alegran de la victoria ajena, a menos que de verdad no les genere envidia y se trate de una persona a la que quieren mucho. Si quieres que **D5** mejore, escucha tu voz interior, conecta con tu Yo superior, pasa tiempo en meditación y no tomes decisiones hasta no estar en calma.

**D6**: Queda perfecto el dicho "la letra con sangre entra", dado que esta persona vive en el más absoluto rigor, no se perdona el no haber evitado que un grano de sal cayera en el mantel, por lo que se castiga y no es capaz de generar el merecimiento en su vida. No consideran ser dignos de algo porque en algún momento de su vida erraron y aún no se lo perdonan, por lo que no se harán esperar todo tipo de consecuencias a nivel digestivo (estreñimiento, colon irritable, dolor abdominal y ya en casos severos, úlcera péptica o gastritis galopante). Si quieres dejar de padecer, sé permisivo; si lo haces, romperás años de restricción sin un objetivo claro, porque es un hecho que la restricción consciente resuena en el cosmos, pero la que es a manera de castigo sólo vuelve más infeliz a un individuo y también a quienes le rodean.

**D7**: Se ve afectada cuando una persona es obstinada, cuando no tiene agradecimiento por la vida y aun cuando hay momentos en los que ya no puede más, se obliga a hacer algo que no consigue y expone su cuerpo de tal manera que lo agota a más no poder para sacar a flote situaciones que tienen solución. El padecimiento en **D7** crece cuando los problemas son de origen financiero, porque aquí la mente no da tregua, constantemente piensa que no logrará sufragar sus gastos, por lo que la ira estará a la orden del día y el comportamiento flemático será su mejor compañía. ¿Qué órganos van a resentir este comportamiento? Colón, páncreas, duodeno y el hígado. Si deseas que baje esa tensión, has un détox estomacal, y uno emocional no te caería nada mal. También sirve que escribas todo lo que te hace enojar y después lo quemes bajo la luz de una vela violeta, para que esas palabras transmuten tus sentimientos.

**D8 y D9**: Estas dos vértebras se ven afectadas cuando una persona vive situaciones en las que teme perder el control, siente miedo de manera permanente, llegando a vivir ataques de pánico o vive presa de la inseguridad por eventos pasados no superados. Por ejemplo: relaciones o eventos en las que ha sido lastimada física, mental o emocionalmente, tales como asaltos, secuestros, accidentes, desastres de la naturaleza o pérdidas. Si **D8** y **D9** están afectadas es porque tus pensamientos y tus acciones van para rumbos diferentes, lo que ocasiona una desorganización a nivel emocional y mental. No deseas sentir lo que sientes y no sabes de qué manera resolverlo, tus miedos se anclan a tus acciones. La manera de sanar tus vértebras es recuperando la confianza en ti, el amor por la vida y permitiendo que las cosas tomen su lugar sin imponer tus condiciones, siendo flexible y tolerante.

**D10**: Una de las razones por las que D10 experimenta problemas es el no sentirse suficiente, tus proyectos no tuvieron el éxito esperado o no hubo respuesta de quienes esperabas; cuando dejas de creer en ti, ves todo gris y sientes que es difícil tomar decisiones, te vuelves inseguro y te percibes frágil, razón por la cual entras en un estado de desesperación que obnubila tu capacidad para ver con claridad. Te enojas por todo y con todos, se acrecienta tu inseguridad y pierdes el foco, por lo que buscas evadirte. Esto traerá como consecuencia un miedo que podrá rebasarte y logrará paralizarte, lo que pondrá en jaque a tus riñones con enfermedades propias de este órgano. La única manera de salir de este caos es haciendo frente a la realidad, mostrándote como eres, dejando que aflore tu yo superior, el verdadero que no tiene conflicto, el que se acepta tal y como es y acepta sus errores.

## El corazón

El corazón bombea sangre a todo el cuerpo, misma que se encarga de suministrar oxígeno y nutrientes a todo el organismo y elimina el dióxido de carbono. Se mantiene en actividad desde el primer día de vida de una persona hasta el último, su trabajo no cesa, significa que su tarea es ser constante en mantener al organismo oxigenado y en buen estado. El chakra cuatro se sitúa justo en el área del corazón, este órgano representa la vida, la alegría, el júbilo, y, por si fuera poco, el amor.

La energía del corazón es magnética y es lo que mueve al ser humano, no hace referencia solo a su trabajo físico, sino que en él se alberga toda una carga de sentido. Cuando se habla de sentimientos, todos aluden a lo que se guarda en él. Por eso decimos: "Amar con todo el corazón", "me duele el corazón de tanta tristeza", "tiene un corazón de oro", "tiene el corazón negro", "lo odio con todo mi corazón", etcétera. Quien equilibra su vida es capaz de decidir con el corazón sin temor a equivocarse, porque se dejará llevar amorosamente por lo que es mejor, no para sí mismo, sino para todos los involucrados; los resultados serán sorprendentes y llenos de esperanza. En el caso contrario, una decisión desde un corazón que no tiene balance logrará que algunas —o muchas— lágrimas corran por sus mejillas. Como verás, el corazón involucra una carga cultural y afectiva que, si se liga a la conciencia, no habrá mejor combinación. De lo contrario, lo primero que habrá de manifestarse serán los temas de salud que aquejan al corazón, donde se supone que aflora el amor, y que están relacionados con la falta de amor a sí mismo o la ausencia de amor de los demás hacia esa persona. Cuando es hacia sí mismo, se vive estrés y eso se liga muchas veces con la insuficiencia cardíaca; cuando son los demás quienes no le aprecian o aman, esta persona se angustia, por lo que coloca sus prioridades en segundo plano y vive buscando caber en el corazón de sus semejantes, lo que puede provocar cardiomegalia.

Actualmente, han aumentado las enfermedades del corazón por muchos factores: alimentación inadecuada, el estrés continuo, pero, sobre todo, por la pérdida de identidad, esa que coloca a las personas frente a una sobreestimación o subestimación de sí mismos, degenerando la forma en la que el amor puede ser una medida que les permita a los seres humanos amarse los unos a los otros. Por eso es bueno que sepas que, si tienes problemas del corazón, no sólo del órgano que bombea la sangre, sino el corazón que tiene un hilo invisible y poderosamente energético, pregúntate: ¿Soy todo corazón?, ¿soy generoso?, ¿soy mi cuerpo, mis emociones o mi verdugo?; tú tienes la respuesta, al contestarte será más fácil saber por qué tu corazón no se siente bien y eso resolverá tus dudas.

**Aneurisma de aorta torácica:** un aneurisma "es una dilatación o ensanchamiento anormal de una porción de una arteria, debido a una debilidad de la pared del vaso sanguíneo"[11]. Esto indica que el individuo quiere vivir una separación o ruptura de lo que le causa tanta aflicción, ya no puede más con ese costal. Si fue la muerte de un amigo o familiar, no la ha superado. Su pena es tan grande que en lugar de hacerle frente, la alimenta en silencio con pensamientos constantes, se aísla para no mostrar lo que siente, reacciona ante la menor provocación, se obstina con aquello que cree ser poseedor de la verdad absoluta y rechaza las posibles soluciones que hay en su camino. ¿Quieres seguir viviendo? No ocultes lo que sientes, deja que poco a poco se exprese lo que hay en tu pecho, ten confianza en que, del modo en que logres dejar que esta información fluya, vas a encontrar la alegría que perdiste.

---

[11] *Aneurisma de la aorta torácica*, www.medlineplus.gov

**Arritmia:** este síntoma se presenta cuando los impulsos eléctricos del corazón no funcionan de manera óptima, lo que ocasiona braquicardia o taquicardia. La arritmia viene a desacelerar el ritmo normal de los latidos del corazón porque experimentas presión, invasión en tu trabajo, intimidad, situaciones del hogar, o hasta en tu relación de pareja si es que alguien más opina o mete la nariz en ello. Has perdido el ritmo y no sabes en qué momento sucedió, te sientes como si te hubieran movido el piso, eso te lleva a sentirte inseguro y los temores vienen y no tienen fin, como el miedo a perder tu trabajo, pareja, a que tus hijos no te valoren, etcétera.

Cuando tu ritmo se acelera (**taquicardia**), estás fingiendo que no pasa nada, que eres de piedra y que no te afecta lo que sucede a tu alrededor. En pocas palabras, eres quien se puede tragar los conflictos sin rumiarlos. La verdad es que, detrás de esa apariencia de autosuficiencia, solo estás escondiendo tus miedos. El futuro y lo que te espera en él te causa desazón, tienes miedo a no generar recursos suficientes, a morir y dejar a tus hijos o familiares sin sustento, a envejecer y no llegar a la cima de tus metas, a perder tu trabajo y lo que tú consideras los logros más importantes. En este caso, lo que te puede traer paz es llevar un buen ritmo sexual con tu pareja, disfrutar de la intimidad y que eso permita que se desfogue todo lo que te atormenta, dando paso a la acomodación pulmonar y a la correcta frecuencia cardíaca en tu ritmo sin tantos sobresaltos. Disfruta el momento, deja que tu cuerpo sienta que por fin le hiciste caso y pudo liberarse de tu mente.

**Hipertensión:** En pocas palabras, es lo que describe una presión alta causada por el exceso de líquido, lo que contribuye a que el volumen de los vasos sanguíneos aumente. La hipertensión es prácticamente la manifestación de una ensalada de emociones que van en una montaña rusa, suben y bajan varias veces al día y expresan ira (manifiesta o reprimida), tristeza, miedo o asco. La gente que la padece vive un estrés constante que expresa esa carga emocional que están viviendo internamente, por eso su presión sube drásticamente cuando un evento los rebasa, y sienten que van a caerse en cualquier momento. Incluso pueden llegar a perder el equilibrio porque evidentemente ya sucedió internamente, y esto solo es un reflejo de todo lo que se acumula durante tanto tiempo. Cuando lo que está en su pecho no cabe, entonces padecen insomnio, llenan su cabeza con estas preocupaciones y las esparcen por todas las esferas, hasta lograr que algunos otros órganos les ayuden con el tremendo paquete.

De no poner un remedio a nivel consciente, su salud irá en detrimento, por lo que se aconseja meditar, hacer caminatas para distraer la mente y reflexionar sobre aquello que no te ayuda a recuperar tu salud. Es recomendable no preocuparte por las cosas que no han sucedido, no hagas conjeturas, deja que la vida misma te lleve de la mano, aprende a confiar en una fuerza mayor que te abraza con su energía y se convierte en un remanso de paz para ti.

**Hipotensión:** Se le conoce como presión baja, puede producir mareos y desmayos porque no llega la cantidad suficiente de sangre a todos los órganos. Esta condición la padece quien, a pesar de lo que siente, guarda en su interior de manera estoica sus emociones, aprenden a ponerse en piloto automático en situaciones de angustia o eventos muy complicados, lo que ocasiona que su cuerpo resienta todo ese malestar que se transforma en la baja de latidos. Al controlar sus emociones ejercen mucha presión sobre sí mismos, se controlan de tal manera que dan la impresión de ser insensibles. En el fondo de su corazón saben que no es la manera en la que les gusta vivir sin embargo, tienen que ser fuertes y, la mayoría de las veces, viven capoteando el temporal con una sonrisa. Un hipotenso debe controlar el enojo, porque una vez que sale de su cuerpo puede causar el efecto de una olla exprés, que al estar a presión deja salir el vapor que quema. Por esto, más vale ser tolerante o pacífico en las resoluciones. Se recomienda al hipotenso descansar mentalmente, su cuerpo físico ya está más que acostumbrado a cambiar de ritmo, pero su mente necesita desconectarse, tomar un respiro, y seguir adelante.

**El infarto común:** Es aquel que ocurre por una obstrucción a las arterias coronarias al no circular la sangre a través de éstas. La falta de alegría, como se dijo anteriormente, te lleva a centrarte en emociones que lejos de estar relacionadas con la felicidad, tienen su raíz en la ira, el asco, la tristeza y el miedo. Eso, sin ir más lejos, supone una ruptura con el equilibrio emocional y físico. Has dejado que lo material te cimbre y que condicione tu valor frente a los demás. En ocasiones te has esforzado tanto por ser aceptado que eso ha repercutido de una manera drástica en tu vida. ¿Hace cuánto tiempo no disfrutas hacer algo que te gusta?, ¿te duermes pensando en tu economía?, ¿en qué te has centrado los últimos meses? Te has cerrado a que tu corazón te guíe, necesitas reconectar con las cosas sencillas. Te sonará trillado, pero si has perdido el rumbo regresa al origen, visualízate en un momento feliz de tu vida y recuerda cómo se sentía. Ahí los problemas y las enfermedades no caben, tu corazón se hincha de alegría y tu cuerpo, que ha experimentado esa sensación, te ayudará a activar tu memoria a largo plazo y a hablar con tu corazón.

**Insuficiencia cardiaca:** Es la incapacidad del corazón para bombear sangre al organismo de manera adecuada, impidiendo cubrir lo que demanda el metabolismo.

Al no oxigenar la sangre adecuadamente, supone la incapacidad de procesar lo que sucede diariamente. Lo que tendría que ser sencillo y fácil de hacer no lo es, algo se ha encargado de hacerte pensar que tus recursos y capacidades son insuficientes, eso inmediatamente va a bloquear tu forma natural de abrirte paso y hacer que el proceso de dar y recibir ya no se manifieste de manera recíproca. Te hace sentir estancamiento, ansiedad y estrechez en tu pensamiento que no encuentra la salida. La mejoría va a regresar cuando recuperes la fe en ti, en la conciencia universal, en el amor, y agradezcas que este padecimiento te ayudó a crecer y a fomentar tu crecimiento espiritual.

## Pérdida de la intuición

Las frases como "me late", "me lo dice el corazón", "mi corazón lo sabe", "pregúntaselo a tu corazón", son una manera consciente de expresar que algo más allá de la lógica le hace saber a una persona que la respuesta viene de adentro. En el momento en que se pierde la intuición, el individuo experimenta separación de sí mismo, de la fuente, de ese lazo invisible que lo conecta con lo intangible y de donde proviene toda abundancia. Quienes están acostumbrados a hallar la respuesta en su interior tienen un músculo muy ejercitado, donde en un abrir y cerrar de ojos les llega clara y concisa la "visión" de lo que habrán de hacer. Saben confiar en lo que reciben del exterior, el magnetismo del corazón hace que la réplica les llegue de manera tácita y contundente, los acerca a la armonía, saben que no pueden cuestionar sino confiar, que en este caso, el corazón escucha la respuesta que el oído no puede siquiera intentar descifrar. Aquel que pierde esta conexión necesita preguntarse si una respuesta anterior afectó su ego, o si preguntó algo que ya sabía y no quiso aceptar. El corazón pierde la audición cósmica cuando la mente no pone límites a sus historias y juicios, cuando se ha vivido un evento difícil de aceptar, como la pérdida de un ser querido o un fracaso personal, cuando se deja de creer en uno o en una entidad superior. Lo mejor en estos casos es dejar que pase el tiempo, hacer un retiro o pasar momentos de contemplación para restablecer el vínculo perdido y el amor a usted y hacia su prójimo.

# 11

# Tercera esfera: Fuego

El elemento Fuego representa la tercera esfera, es el producto de una combustión que se manifiesta con luz y calor. Algunos antropólogos afirman que el fuego le dio al hombre la noción de superioridad frente a otras especies, lo utilizaron para defenderse, cocinar y alumbrarse. Como los demás elementos, el fuego le dio al ser humano herramientas suficientes para, con una sola palabra, definir muchos estados anímicos. Es bien sabido que cuando una persona quiere dar a entender que alguien es iracundo, se referirá a ese individuo con frases como: "El fuego de la rabia que alberga en su estómago lo tiene dominado".

En la antigua Grecia, algunos de los más grandes filósofos dieron su opinión al respecto. Según Heráclito, el fuego es la primera materia y fuerza, el sustrato material del universo: el fuego "se enciende", "nace", es el "camino hacia arriba". "Igual que se cambia oro por mercancías y mercancías por oro, así también el fuego universal se transforma en todas las cosas y viceversa"[12]. El fuego ha sido un símbolo muy importante en la literatura oriental, propiamente en el Pentateuco, en el libro de Génesis, cuando Dios se le presenta a Abraham y posteriormente a Moisés en la zarza ardiente, como lo dice en el libro de Éxodo. El fuego en estos casos tiene un significado a partir del contexto, eso depende de la lectura de cada persona.

---

[12] *(Filosofía en español*, Heráclito de Éfeso, Comentarios críticos, www.filosofia.org)

La energía del fuego es potente, irradia calor, brilla. El fuego puede ser una hoguera o un fuego interno, lo que significa que puede ser externo o interno. Las personas regidas por el fuego visiblemente manifiestan su alegría por la vida, les entusiasma lo nuevo y la manera en la que pueden involucrarse con aquello que les hace convertirse en el alma de la fiesta o de cualquier lugar en el que entran. No obstante, también existe el otro lado de la moneda, ya que pueden ser muy impulsivos, explosivos, competitivos y ardientes. Por esa razón, buscan ante todo el reconocimiento, que la mirada de los demás se pose en ellos y, al mismo tiempo, que eso les permita extender y marcar su territorio. El fuego, si no se mantiene bajo supervisión se extiende y causa estragos que terminan con toda forma de vida, razón por la cual debe ser controlado al ser iniciado.

De los cuatro elementos, el fuego es el más activo. Quien se acerca a él sabe que es capaz destruir, de purificar, de limpiar, y si uno se adentra más, sabrá que a través del fuego se puede transmutar todo aquello a lo que se desee poner en la oportunidad de renacer. Cuando está plenamente activo lleva la energía hacia arriba y es cada vez más grande, en ese punto todo resplandece, se experimenta un nivel alto de energía, los pensamientos negativos se vuelven humo, se da paso a la creatividad, a la armonía y a un estado de equilibrio, porque ese momento supone que todos los elementos han podido combinarse, de modo que se logró elevar la mente a un nivel de comprensión tan alto que llegó a la serenidad de Ser.

## Estómago

Es un órgano que se encuentra en la parte superior del abdomen. Se divide en cinco secciones: el cardias, el fondo, el cuerpo, el antro y el conducto pilórico. Todo lo referente al estómago está íntimamente relacionado con la digestión, no solo física sino emocional. El alimento es una sustancia nutritiva que mantiene vivo el organismo a través del suministro de energía a las células del cuerpo, una vez que llega al estómago, éste lo disuelve en sustancias más pequeñas, y al pasar por el duodeno son degradadas por la bilis y las enzimas del páncreas para ser absorbidas por el intestino delgado, donde se encuentra el mesenterio y la estructura arteriovenosa, y poderlas distribuir a todas las partes de las células. Dichos elementos constitutivos, que son los carbohidratos, proteínas, grasas, vitaminas, minerales y agua, van a verificar las diferentes funciones de todo el organismo. Una vez que se prueba el metabolismo basal, todas estas sustancias son catabolizadas por dos vías principales: la materia fecal a través del intestino grueso y el recto, y por el sistema urinario las sustancias de desecho.

Como lo acabas de leer, se da todo un proceso en el que el alimento es aprovechado en su totalidad al nutrir el cuerpo y posteriormente tiene que ser eliminado. De la misma manera, las emociones necesitan ser procesadas. Cuando son duraderas o permanentes generan sentimientos que desequilibran al cuerpo mental y se tornan incapaces de realizar su función en el estómago. Tienes que digerir las emociones para no convertirlas en pasiones. Para entenderlo mejor, todas las emociones se presentan acompañadas de un síntoma, generan cambios intempestivos de humor que se mantienen durante algunas horas. Las pasiones son el resultado de algo que sucede en el exterior y afecta al individuo, su duración se prolonga por días o semanas, y los sentimientos que se mantienen a lo largo del tiempo, son afectos profundos en los que está implícito el entendimiento y la voluntad.

Por ejemplo, piensas que sería grandioso si consiguieras comprarte una casa. Eso está en el aire. Posteriormente sueñas despierto con lograrlo, pero no haces nada, no tramitas un crédito y eso te hace experimentar la emoción de frustración durante varios meses. En este periodo, como no eres capaz de gestionar los trámites necesarios para lograrlo, el pensamiento de comprar una casa se vuelve una emoción, que está en el plexo solar, más o menos a la altura del esófago, donde está la segunda esfera que es Agua. Dependiendo de la manera en la que se asume, pueden cambiar las emociones base, es decir, si se siente:

- Miedo: el individuo sentirá inseguridad, ansiedad, rechazo.
- Ira: frustración, amenaza, agresividad.
- Tristeza: desesperación, depresión, aburrimiento.
- Felicidad: alegría, optimismo, interés.

En el caso particular del ejemplo, la persona experimentó frustración por no lograr su objetivo, esto pone en evidencia que nunca hizo algo para obtener lo que deseaba. Por tal motivo, casi en el inicio no se llevó a cabo la digestión del evento de manera adecuada. Ahora bien, esa emoción se volvió duradera y empezó a molestarle internamente, lo que originó un sentimiento de ira, que es algo que prevalece en el tiempo y al quedarse en ese estado puede tomar fuerza, se vuelve una pasión que va a dominar internamente a quien la siente o se desborda al padecerla. Aun cuando a las pasiones se les califica como estados intelectuales o afectivos con mucho poder, logran dominar la mente de quien las hospeda, razón más que suficiente para ser consciente de lo que sucede cuando todo aquello que llega al cuerpo físico o emocional no es procesado. Aquí el ser humano debe hacer un gran esfuerzo por controlar la manera en la que sus emociones mal encaminadas pueden llevarlos a resultados diferentes que no siempre van a ser lo que ellos desearían, y eso, en consecuencia, hace cambiar el rumbo de los acontecimientos, de modo que pueden llegar a experimentar muchos otros sentimientos que desencadenan estados alterados de conciencia que impiden una buena percepción de la realidad.

Las pasiones, cuando dominan a una persona, son como animales sedientos que, una vez liberados, corren en busca de agua y al momento de encontrarla no se detendrán hasta saciar su sed. De ahí viene, por ejemplo, la expresión cuando alguien tiene "sed de venganza", "sed de conocimiento", "sed de poder", por mencionar algunas, ya que, cuando la emoción no llega al intestino para hacer el proceso digestivo, ésta puede quedarse en cualquier órgano o lugar del cuerpo donde sienta que puede alojarse sin ser vista, molestada o eliminada. Si esa emoción es llevada por un jinete con sed de poder, hará lo posible por convencer al cuerpo de muchos malestares, de esa manera tendrá dominio sobre él. Si el jinete que cabalga esa emoción es de venganza, entonces correrá varias leguas hasta llegar a la cabeza, y ahí se encargará de que los pensamientos se tornen devastadores, hostiles, lo acercará a la locura, a la depresión o vulnerabilidad. Si lo que cabalga la emoción es el jinete con sed de conocimiento, éste irá mucho más lejos que ninguno, enfrentará una lucha con el espíritu, le hará convencerse de que su cuerpo está enfermo, tratará de vengarse del cuerpo físico, mental, espiritual y emocional, este jinete se deleita no con la velocidad, sino con la caída de cada cuerpo del ser humano (cuerpo físico, mental, emocional y espiritual). Este jinete de apariencia destructiva se encarga de recordarle al individuo a qué vino, lo acerca de formas misteriosas hacia lo que sería una ruptura de paradigmas, al encuentro con su fe, al autoconocimiento, autoobservación, autocontrol y autocomprensión que le darían como resultado una autoestima alta.

Como verás, no todas las emociones acercan a las personas a un precipicio, algunas solo les llevan a conocerlo para que recuerden a qué vinieron. En cuanto al sistema digestivo, cada emoción bien encaminada permitirá la asimilación de eventos que lleven a la solución de conflictos. Esto hablaría de tener la capacidad de dominar las habilidades sociales básicas para que tu cuerpo, de manera asertiva, reciba los impulsos y los transforme en cargas de energía que serán asimiladas por el cuerpo, para así crear competencias emocionales conscientes.

Las emociones conocen a las pasiones en el área abdominal, donde el elemento Fuego consume y devora o asimila y libera, ahí cada individuo sabrá si le da paso a la lo que le beneficia o se aleja de lo que le daña.

Te consume la pasión, la ira, el rencor, etcétera; la risa es una emoción porque está en transición, es la polaridad.

La ansiedad es tuya, tú la creas y la generas.

La desesperación viene de fuera.

Hay que controlar tus pasiones y pensamientos.

La pasión es lo que tú generas.

## Hígado

El hígado es el laboratorio y la víscera más grande que hay en el cuerpo humano, secreta bilis y se encarga de llevar los desechos y descomponer las grasas en el intestino delgado durante el proceso de la digestión, fabrica proteínas para el plasma sanguíneo, produce colesterol y proteínas especiales para enviar las grasas a todo el organismo, es el encargado de elaborar la glucosa que el cuerpo necesita. Cuando el hígado no funciona bien, no pueden ser llevadas a cabo todas las funciones antes mencionadas, eso significa que hay un desequilibrio, lo que implica falta de claridad, depresión y obnubilación del pensamiento.

La primera mente u órgano que maneja la lógica, los pensamientos profundos y las emociones —no sentimentalmente como tiende a verse, sino en un plano más sutil—, es el cerebro. La segunda mente que maneja el cuerpo y le da vida y lo irradia, donde se carga el espíritu por los campos electromagnéticos que existen en el cuerpo, es el corazón. Y la tercera mente es el hígado, que tiene cierta conciencia, igual que el corazón. El hígado maneja otros campos electromagnéticos que tiene que restablecer, y eso pasa hasta en los animales: cuando un ave tiene su sangre muy envenenada o saturada de hierro, pierde la guía. No es tanto que esté en el cerebro la guía de los campos electromagnéticos, sino que la conexión es el hígado, lo que significa que, aun cuando la parte más sensible esté del lado izquierdo en el corazón, la parte más susceptible, que está del lado derecho, es el hígado, porque ahí están las pasiones del estómago, es un sistema que involucra todo el aparato digestivo.

Como se mencionó casi al principio, cuando la energía del hígado se encuentra bloqueada, no hay claridad en el juicio, eso provoca un temperamento flemático y colérico, lo que denota ira a niveles elevados en este órgano. Una vez que se instala en él, provoca irritabilidad, depresión y crisis de rabia que, al ser liberadas son como ráfagas de fuego que atraviesan el firmamento, lava incandescente que sale de un volcán y, por consiguiente, supone problemas y conflictos. Para este momento, el cuerpo físico seguramente habrá experimentado tensión muscular, dolor en la cuarta y quinta vértebra dorsal, pérdida de visión, problemas digestivos, cefaleas y repetidas migrañas como señal inequívoca de que el hígado no puede realizar sus funciones. Eso no significa que sean los únicos síntomas que el individuo presenta, todo depende de la enfermedad que se hace manifiesta.

La alta toxicidad de emociones que almacena el hígado, al no ser digeridas, se convierten en pasiones desbordadas que se avivan con el fuego violento de la entraña. ¡Tan solo leerlo suena a telenovela! Lo cierto es que, mientras el hígado esté lleno de ira, frustración, amargura y rencor, manifestará un envenenamiento patológico que en cualquier momento necesitará ser expulsado y, en el mejor de los casos, de manera consciente.

Es bien sabido que el hígado se encuentra en el lado derecho, eso tiene relación con la figura paterna y una serie de temas vinculados a ello, tal como el rechazo, ausencia, conflictos emocionales o pérdida.

**Rechazo paterno**: Causa dolor hepático, se presenta en momentos en los que más ocupado estás, eso te obliga a hacer un alto y a preguntarte: ¿Por qué no tomo un descanso?, ¿por qué siento que tengo que complacer a todos?, ¿por qué todo el tiempo vivo sintiendo que no soy suficiente? Es una necesidad de validarte a través de los ojos del otro, sobre todo de las figuras masculinas que hay en tu vida, y eso puede ser razón para que en muchas ocasiones permitas abuso o maltrato de tus superiores. Si reconoces que caes en este patrón, busca un especialista que te dé herramientas para subsanar este evento, al tiempo que la cólera sale de tu hígado. Es importante mencionar que para otras personas funciona al revés, y desaprueban a todo aquel que tenga algún rasgo de lo que recuerdan de su padre o alguna característica que identifican con él.

**Ausencia paterna:** Vives con rabia por el pasado, no sabes qué sucedió, ¿por qué tu padre se fue?, ¿por qué no quiso conocerte o te abandonó? Aun cuando consideres que superaste esa etapa, si repetidamente la furia te domina, es porque todavía no has dado vuelta a la página, necesitas despedirte de las expectativas que tenías sobre tu figura paterna, aceptar como sucedieron las cosas y seguir adelante. Se dice muy fácil, pero de seguir en el pasado tendrás cada vez más dolor físico y la manifestación emocional de la cólera dentro de ti te llevará a la amargura y a no disfrutar de la vida.

**Conflictos emocionales con tu padre:** Estos conflictos pueden originarse por muchas cosas: discrepancias, inexistencia de normas y roles, crisis parentales, falta de comprensión, inconsistencia en las exigencias, y otros que suceden a lo largo del tiempo. La manera más fácil de sanar estos conflictos es a través de una comunicación asertiva, donde ambas partes puedan hablar de esos particulares sin la necesidad de querer ganar, sino para limar asperezas y poner en claro todas las dudas y preguntas que en relación con lo que sucedió les generó un distanciamiento, o una consecuencia que evidencía la huella de temas no resueltos.

**Pérdida paterna:** De los dolores más profundos que pueden experimentarse es la pérdida de uno de tus progenitores. Cuando se pierde al padre se presentan físicamente cefaleas, dolor de hígado, falta de energía y depresión que va y viene durante lapsos muy largos y en etapas de vida distintas. La incapacidad de aceptar la pérdida impide que te conectes con el presente, por esta razón se da un estancamiento y la vida se vive lentamente. Lo que te conecta al presente es lo inmediato, por ello, cuando se tienen unos minutos de descanso se vuelve a retomar ese dolor, esa pena que va a dar vueltas en tu cabeza, razón por la que, si no tomas cartas en el asunto, si no consultas a un tanatólogo o tomas una terapia que te ayude a superar esta experiencia, todo será siempre lo mismo darás vueltas como las manecillas de un reloj y repetirás los ciclos con todo aquello que consideres una pérdida.

**Cirrosis hepática:** Lesión en el hígado que es ocasionada por diversas causas que forman cicatrices e insuficiencia hepática. Quien la padece necesita modificar completamente la manera en la que ha vivido los últimos años, o desde siempre, porque ya no puede seguir adelante de esa forma. Su organismo está en crisis. Aquellos que la desarrollan por el consumo de alcohol necesitan aceptar su realidad no necesitan expresar su conducta agresiva bajo los influjos de una bebida que les sirve para evadir sus responsabilidades. Si no es por el consumo de alcohol, es el momento de reconocer que el cuerpo ha sido afectado en muchos niveles, la ira y la culpa se han aliado y son el detonante para paralizar al organismo y hacer que la mente se haga cargo de tomar decisiones acertadas frente al conflicto. Es una manera de remediar de tajo lo que se arrastra desde hace años.

Aceptar que se ha equivocado y que se ha perdido el rumbo es una manera de ser humilde de este modo, podrá dejar de quejarse por lo que le ha sucedido y dejará de victimizarse.

## Páncreas

El páncreas es otra glándula que en compañía del hígado se anexa al tubo digestivo. Su función es exocrina para la digestión y endocrina para la producción de hormonas. El páncreas segrega enzimas como la amilasa y lipasa, estas se encargan de descomponer las grasas y proteínas para que puedan ser absorbidas por el intestino. La insulina es la proteína más importante que produce el páncreas, su función es regular los niveles de azúcar en la sangre.

Los problemas familiares son uno de los motivos que provocan un desequilibrio en el páncreas y por esto aparecen enfermedades que lo afectan, aunado a la incertidumbre, incredulidad, indecisión y, en algunos momentos, la manía por querer resolver todo lo que les sucede a los más cercanos. Esta carga se ve reflejada en el sistema músculo esquelético, principalmente en el lado izquierdo a nivel de la séptima y octava vértebra dorsal, al tiempo que suceden contracturas dentro de la escápula.

El páncreas está dentro de la tercera esfera que es Fuego, localizada en el plexo solar donde las pasiones se vuelven fuego si no se les maneja de manera adecuada.

Cuando un individuo no evoluciona favorablemente frente a algún padecimiento relacionado con el páncreas, es recomendable que se tenga una plática con la madre y se le pregunte cuál fue su reacción al enterarse de que estaba embarazada, qué sentimiento experimentó durante el embarazo, qué dificultades enfrentó en este periodo, cuáles fueron sus apoyos afectivos, y, lo más importante, si en algún momento rechazó la idea de ser madre o de tener a este bebé. Si tienes la suerte de tener a tu madre, y aún más, de que te diga la verdad, será un verdadero regalo escuchar de su boca lo que tenga que decirte; cabe mencionar que no es fácil, no obstante, el beneficio que obtendrás te pondrá frente a la cura física de esta glándula y a la sanación espiritual de tu padecimiento. De esta manera, todo tendrá sentido y en poco tiempo serás libre de no vivir en el pasado, queriendo arreglar todo lo que les sucede a los demás y evitando centrarte en ti, asumiendo la falta de alegría en tu vida, esa que aparece cuando hay problemas de regulación de los niveles de glucosa.

**Diabetes:** Es una enfermedad crónica en la que el cuerpo produce muy poca insulina, resistencia a la insulina o ambas. La insulina es una hormona que produce el páncreas para controlar el azúcar en la sangre. Como ya se mencionó, la diabetes está íntimamente relacionada con el rechazo paterno/materno, el miedo a la carencia, a no cumplir con las expectativas, a que entre el amor en tu vida, lo que supone una tremenda resistencia ante lo que se considera una imposición, tanto a las figuras de autoridad como a las instituciones o sentimientos que provocan la vulnerabilidad.

## Tipo I

Es ocasionada por una reacción autoinmune en la que el cuerpo no produce insulina. También es ocasionada por el miedo al cambio, a experimentar soledad, la relación con familiares que, a través de golpes, reprimendas y regaños los quieren corregir y que no saben de qué manera poner límites o establecer consecuencias que sirvan para enmendar de manera pertinente una conducta. Por ejemplo, si se tiene un hermano que te pega porque dejas que un compañero de escuela te quite el lunch, en esencia tu hermano te quiere, pero no sabe cómo hacer que entiendas su molestia por no saber defenderte. Otro caso es cuando un niño es abusado por algún familiar durante su infancia; no tiene que ser propiamente una violación, el solo hecho de haber sido tocado y que eso le haga sentirse sucio, más adelante reaccionará a cualquier muestra de cariño por el abuso que sintió y tendrá barreras para relacionarse de manera positiva con quienes le rodean, principalmente en las relaciones de pareja. Querrá amor, pero no sabrá cómo ni de qué modo darlo y recibirlo, la dulzura de la vida se le escapará, no la sabrá controlar y eso lo apartará y pondrá en peligro su salud. Por ello es muy común que una persona con diabetes coma todas las cosas que no puede, es autosabotearse, consume sin límites lo que le hace daño porque no sabe cuándo es suficiente.

## Tipo II

Es la "consecuencia de una secreción anómala de insulina por parte del páncreas y una resistencia a la misma por los tejidos periféricos, generalmente asociada al sobrepeso. Sin embargo, la aparición de una diabetes rápidamente progresiva en una persona entre cincuenta y cincuenta cinco años, sin factores de riesgo ni antecedentes familiares, puede ser la primera manifestación de la presencia de un tumor pancreático"[13].

Este tipo de diabetes tiene que ver con la resistencia, es decir, trabajar en un lugar que no le gusta, pero resiste y aguanta porque no tiene otra opción y lo necesita para mantenerse, entre otras situaciones que hacen que vivan la sensación de división y de tener sentimientos encontrados, como cuando alguien no quiere divorciarse porque su pareja es una buena persona, pero ya no la ama; o vivir con padres autoritarios a los cuarenta años porque sólo no quieren tener responsabilidades financieras o domésticas. Es una especie de saber lo que se tiene que hacer y la renuncia a tomar la decisión correcta, por eso se meten dentro de su burbuja, se vuelven indiferentes y se aíslan.

Los conflictos más relevantes en su vida son con sus figuras paterna o materna. Se sienten atacados, aun cuando no sea el fin de sus progenitores hacerlos sentir mal. Hay mucho resentimiento en esta

---

[13] (¿Qué es el páncreas, qué función tiene y cómo enferma?, www.barna-clinic.com).

relación y se pueden agravar cuando no se pone una sana distancia. Aquel que no quiere perder el control o que todo el tiempo quiere controlar a los demás puede hacer muchas visitas al hospital si considera que las cosas están fuera de sus manos. Un diabético puede mejorar su salud cuando aprende a recibir y su corazón se vuelve tierno y se abre al amor.

## Tipo III

Diabetes gestacional: se presenta mientras la mujer está embarazada, generalmente desaparece una vez que nace el bebé. Sin embargo, esto aumenta el riesgo de que más adelante se contraiga la diabetes tipo II o que el recién nacido al llegar a la adolescencia o, en ocasiones, antes de esta etapa, padezca obesidad o diabetes tipo II.

Deja que las cosas se acomoden, no intentes que cada evento pase por el tamiz que eres tú, no quieras controlar a los demás, dale tiempo al tiempo, las cosas no ocurren cuando uno así lo desea. El aprendizaje cuando se tiene esta diabetes es dejar que tus emociones no te traicionen, para que cada momento puedas vivir una enseñanza distinta y eso te brinde emociones saludables, nuevas y sin más expectativas que vivir plenamente sin establecer juicios sobre los demás.

**Pancreatitis:** Es la inflamación del páncreas, se manifiesta de dos maneras: aguda y crónica. La primera se presenta abruptamente cuando este órgano está saludable y puede prolongarse con los días o después del consumo de alimentos ricos en grasas o bebidas alcohólicas. En el segundo caso, los problemas anteriormente citados se repiten constantemente y causan inflamación o infección.

Cuando el páncreas manifiesta un daño considerable es porque hay un problema grande, es decir, sale completamente de los parámetros que alguien podría tolerar en la vida; le provoca tal asco por quien ha sido defraudado emocional o económicamente que vive una experiencia nauseabunda a la que considera una infamia. Eso le ocasiona tal conflicto que no puede digerirlo.

Hace algunos años conocí a María, quien, con mucho cariño, se ofreció a pagar la operación de ojos de un amigo que no tenía los recursos necesarios para hacerlo. Meses después, esta mujer fue a llevar algunos víveres a la casa de su amigo, quien estaba acompañado por otras personas, justo antes de irse, llegó un joven, quién saludó a los ahí presentes. Sin embargo, volteó a ver a María y le preguntó:

—A ti no te conozco, tú eres...

—María —contestó ella.

A lo que este muchacho dijo:

—Ahhh, ya sé quién eres, la buena amiga que pagó la blefaroplastia de nuestro querido amigo. Oye, y ¿no quieres ser mi amiga? Para que el día que yo necesite hacerme un arreglito estético también me ayudes.

María salió de ahí desconsolada, y conforme pasaron las horas se encontraba iracunda. Nunca se imaginó que hubiese sido una operación estética, y menos que su supuesto amigo la hubiera utilizado sabiendo que ella había horneado panes durante tres meses para poderla pagar. No le cabía en la cabeza, y menos en el corazón, que una persona pudiera ser tan despiadada y mintiera solo para salirse con la suya.

No obstante, esto también sucede cuando hay problemas familiares que tienen relación con herencias. Al no resolverse, estas llegan a los juzgados y se prolongan por años; también se producen cuando la confianza se rompe. Un claro ejemplo es Pedro, quien tenía una buena amistad con Martín y siempre compartían el auto para llegar al trabajo. Pasado un tiempo, Martín se cambió de domicilio y de empleo, y eventualmente le decía a su esposa que después del trabajo se encontraría con Pedro para cenar o para platicar. Con el paso del tiempo esta actividad se hizo más frecuente, al tiempo que no había dinero que alcanzara para las cosas más necesarias del hogar, así que Alma, la esposa de Martín, le preguntó qué estaba pasando, por qué llegaba cada vez más tarde y la razón por la que no estaba cumpliendo con los gastos indispensables. Martín le confesó que le había prestado a Pedro una gran suma de dinero, prácticamente todos sus ahorros, y que, aunado a eso, tenía problemas de alcoholismo y lo acompañaba eventualmente a sus sesiones de grupo. Alma no dijo más, pues apreciaba a Pedro y a su familia. Sin embargo, pasados unos meses, la situación empeoró al grado de que Martín no llegó a dormir a su hogar y además no tenían dinero ni para la leche. Por esta razón, Alma, con mucha pena, le llamó a Pedro y le dijo que se sentía muy mal por su tema de alcoholismo y sus deudas, pero que su esposo Martín ya no tenía dinero para seguir ayudándole. En ese momento Pedro se disculpó y le dijo que no volvería a abusar de la confianza. No obstante, Pedro ni siquiera estaba enterado, hacía muchos meses que no veía a Martín, quien tenía un tórrido romance con una jovencita y obviamente derrochaba el dinero con ella. Pedro no le aclaró nada a Alma, no quiso evidenciar a quien fue su amigo y eso le provocó una pancreatitis tal que lo hizo llegar al hospital, se restableció en unos cuantos meses y posterior a ello logró hablar con Martín, no solo para hacerle saber que estaba enterado de todo, sino para sanarse él y también para evitar que éste siguiera mintiendo acerca de su persona.

Todo lo relacionado con el páncreas puede ser algo que le pille a una persona en completa distracción. Lo mejor en estos casos es hacerse responsable del daño para corregirlo en cierta medida. Esta situación puede darse también de manera contraria, cuando una persona que ha cometido un atropello mayúsculo en contra de otra padece pancreatitis. En la mayoría de los casos, quien padece la injusticia es el primero en pasar por esta coyuntura. Ahora bien, quien hace padecer el oprobio tarda en que esto se refleje en su cuerpo, y a la misma vez, corre con menos suerte que aquel a quien agravia. Para evitar todo esto, es mejor no hacer nada en contra de nadie, no ensuciar el nombre de otra persona ni meterse con su reputación o vida personal.

La mejor manera de alcanzar una sanación es dejar de vivir a la defensiva, no darle más energía al evento y soltar esa experiencia para vivir alegre y en paz; esto es un gran aprendizaje para reforzar el carácter y la clemencia.

## Vesícula biliar

La vesícula se encuentra debajo del hígado, su función primordial es almacenar y concentrar la bilis, que es un líquido que produce el hígado para digerir las grasas. En el momento en que el estómago digiere los alimentos, la vesícula, a través del conducto biliar, libera la bilis.

Los principales conflictos emocionales que enfrenta la vesícula son la acumulación de disgustos que provocan amargura, y con el tiempo eso se convierte en rencor, mismo que crece y se hace cada vez más notorio en el carácter del individuo, en su forma de reaccionar, de vivir la vida y de comunicarse. Por esta razón, los vínculos se ven afectados y no florece la buena comunicación, el odio se manifiesta de manera notoria en todas las esferas de su entorno y eso empieza a ejercer una persecución en todos los niveles, en el sentido de que se generan malas relaciones y acontecimientos desafortunados, producto de este sentimiento que alberga y del que nacen sus conexiones. Por eso, cuando se logran identificar los conflictos que se van creando, es necesario tomar decisiones pertinentes desde un punto de vista neutro donde no intervengan las emociones.

Cuando los dolores en la vesícula son más constantes y agudos es porque, quien los padece, no se permite dejar a un lado todas sus cargas, desde las preocupaciones hasta los disgustos más añejos. Eso forma una gran montaña que puede empezar a afectar a otros órganos del cuerpo, y al mismo tiempo, a impedir el descanso mental. Se tiene la idea de que dejar el pasado atrás es como ceder frente a quienes nos causaron daño, eso es solo una creencia, te invitó a reflexionar y absorber el aprendizaje que trajo esta experiencia, a empezar a escribir en una hoja en blanco. Cuando se siente la impotencia de dejar atrás el suceso doloroso por causa de la pérdida de un ser querido, por experimentar una huella de abandono o por repetir patrones que logran afectar tu vida, es necesario que te preguntes: ¿Cómo puedo romper estos paradigmas?, ¿a qué le tengo miedo?, ¿qué patrón de mi familia estoy repitiendo? Ayúdate con distintas terapias holísticas que tengas a tu disposición para tu recuperación integral.

Con el siguiente ejemplo identificarás si has pasado por algo parecido y reconocerás si lo que necesitas está más cerca de lo que has imaginado.

Hace años, Gina tuvo experiencias desgastantes y negativas en sus relaciones de pareja. Siempre terminaba asumiendo la parte más activa o el patrón masculino, ella daba, decidía, buscaba, proveía, etcétera; y sus parejas, después de su buen trato, terminaban la relación sin tener una excusa o, simplemente, la engañaban con alguien más. Ella se encontraba contrariada, pero, al mismo tiempo, tenía un gran enojo con su padre, quien durante años engañó a su madre con otras mujeres. Por su madre sentía una especie de amor-odio. Sabía que la quería, pero no entendía por qué había permitido tanto maltrato y había decidido quedarse al lado de su padre, apoyándolo cuando perdió sus bienes y trabajando a brazo partido para ayudarlo a levantarse de nuevo.

Gina consultó a psicólogos, terapeutas espirituales y todo lo que encontró a su paso, pero no logró sentirse mejor. Intentó psicoterapia, constelaciones, regresiones, etcétera, y mientras tanto, empezó a tener un dolor terrible en el abdomen que confundió con todo tipo de síntomas. En una ocasión, visitó un santuario y ahí trabajó por semanas en su interior, descubriendo que estaba furiosa. Una vez que encontró la causa de su problema, trabajó de manera muy consciente en perdonar a su padre, ya que ella se indigestó con emociones que correspondían a las de una esposa y no a las de una hija, sintió que su padre la había traicionado a ella, se enganchó con hombres parecidos a su padre y con ellos se comportó como su madre, pero también asumió el rol de su progenitor al querer ser quien les daba todo y proveer en todo momento a la relación. Perdonó a sus padres y se despidió de las expectativas que tuvo de ellos y, lo más importante, se perdonó por haber sido tan rígida, por haber alimentado tanta rabia, por haberse tomado personal la relación de sus padres y no comprender que ambos la amaban. Al fin pudo entender que lo parental no tiene que ver con lo marital, aun cuando una pareja se separe, el amor que el padre o la madre siente por sus hijos es individual y en eso no hay negociación. Gina finalmente soltó la mochila que llenó de piedras a lo largo de su vida y que le acompañó desde niña hasta que estuvo a punto de desfallecer en el intento de vivir con cargas ajenas. Como verás, lo que la vesícula y los demás orgános necesitan más que nada es perdonar.

**Cálculos biliares:** Son piezas endurecidas de líquido digestivo que se pueden formar en la vesícula biliar y suponen la presencia de bacterias. El dolor que se produce en el individuo cuando se tienen cálculos es inenarrable, se presenta en forma de herradura a uno de los costados del abdomen, y los analgésico no siempre funcionan. Cuando se va recrudeciendo el problema, quien lo padece tiene la sensación de que algo en su interior va a reventar. Este dolor puede ir y venir por años, en el momento que se ingieren alimentos ricos en grasas o proteínas su asimilación y digestión se pueden dificultar. Este dolor también aparece cuando el individuo experimenta enojo, frustración o cualquier sentimiento producto de la ira. No obstante, cuando los cálculos superan la cantidad que puede almacenar la vesícula, es necesario practicar una cirugía para retirar la mayor cantidad de cálculos, es decir, la mayor cantidad de pensamientos negativos y formas erráticas de proceder: decir una cosa y hacer otra, enojarse con una persona y quejarse de ella con otra pero no enfrentar la situación, saber que no se es feliz con alguien y seguir viviendo ese martirio. Esto habla de inconsistencia y mucho descontento, lo mejor en estos casos es actuar. También es cierto que algunas personas no se identifican porque su escenario es otro, por ejemplo, emprender un negocio y fracasar, sentirse mal por los resultados y no perdonarse. Esto puede aplicarse a cualquier cosa que no salió como se esperaba, lo que supone también mucha arrogancia, falta de humildad y soberbia.

Es cierto que se puede vivir sin vesícula. Sin embargo, su función es importante y al no tenerla, el organismo se tiene que adaptar a ello. Lo más saludable es cambiar la dieta para no sobrecargar al organismo de grasa, y a nivel emocional adaptarse a las circunstancias y apartar la queja.

**Colecistitis:** Es la inflamación de la vesícula causada por cálculos que obstruyen el conducto que sale de ella, lo que ocasiona la acumulación de bilis. Se presenta un dolor agudo en el abdomen y puede llegar hasta la espalda. La colecistitis puede ser tratada con medicamentos que alivien los síntomas. En el caso de que eso no suceda, la vesícula tendrá que ser extirpada. Esta inflamación se presenta como resultado de muchos años de guardar emociones producto de la ira, el asco y la tristeza, que al no ser asimiladas y encausadas se mantienen obstruyendo los conductos biliares, así como los pensamientos y sentimientos.

Armando y su esposa Gabriela se enojaron porque ella le reclamó por no llegar temprano a cenar, él no pudo ni abrir la boca para dejarle saber que había chocado y tenía lastimada una rodilla. No obstante, Gaby gritó, maldijo y se comportó muy grosera con él, mientras que él optó por guardar silencio y no hacer más grande el problema. Al día siguiente Armando no aguantaba el dolor en el centro del abdomen, el médico le dio analgésicos para que se sintiera mejor, pasaron los días y logró recuperarse, pero él sabía que al no expresar esa rabia, el dolor se había recrudecido y que aún con la medicina que le ayudó físicamente, emocionalmente seguía muy molesto y sintiendo que había sido injusto que ella no quisiera escucharlo.

Cuando se resuelven los conflictos internos la inflamación cede y poco a poco todo regresa a la normalidad, sin necesidad de que los ánimos colapsen.

## BAZO

El bazo, ubicado en el lado izquierdo, arriba del estómago y debajo de las costillas, forma parte del sistema linfático, combate las infecciones y se encarga de mantener en equilibrio los líquidos corporales, en él se encuentran los glóbulos blancos encargados de no dejar pasar a los gérmenes.

Antiguamente, se creía que la vesícula y el apéndice no realizaban funciones importantes, hoy está comprobado que muchas personas que llevan una dieta sin proteína animal tienden a ser operadas, porque, si esos órganos no usan sus jugos para las grasas, se saturan, se tapan y es necesario extirparlos, lo que supone un desencarnamiento. De igual manera, antes se pensaba que el bazo era un órgano pasivo, no obstante, hoy día se sabe que le da mantenimiento a la sangre, destruye los glóbulos rojos envejecidos y los reemplaza por glóbulos nuevos, absorbe la energía de los alimentos, transporta los nutrientes y almacena el hierro.

Una señal inequívoca de que el bazo no está en armonía es la pérdida de tono muscular, falta de concentración, pies y manos fríos, defensas bajas, carácter rígido e inflexible y tendencias obsesivas. Se bloquean las entradas de armonía, se sienten siempre al tope de actividades, aun cuando no tengan mucha fuerza física se sobrecargan y por este motivo viven cansados. Al no tener energía frecuentemente tienen crisis emocionales, piensan que la vida no tiene sentido, que todo se repite, que se ven mal al ganar edad, que no son lo que deseaban, no les motiva ninguna actividad, les aterra tener un accidente en el que pierdan el líquido vital, que es la sangre. Para algunas mujeres el periodo menstrual es símbolo de tristeza, de miedo a padecer anemia. En general, como este órgano regula muchas de las funciones de la sangre, todo aquello que tiene que ver con enfermedades relacionadas con ésta los paraliza y aterra, como en el caso de la hemofilia, leucemia, policitemia vera, sida, etcétera. Si llegan a sufrir un accidente, en caso de necesitar una transfusión sanguínea, se obsesionan pensando si la sangre es pura o no, piensan que la vida es una herida que sangra y no para de doler, son muy teatrales. Si el problema ataca a los glóbulos blancos, es porque son lo contrario al drama, no lo manifiestan porque sus heridas son internas.

Necesitan sobreponerse a la gran desvalorización familiar que los hace sentir tan sobajados, indefensos y oprimidos; su vida debe cambiar drásticamente. Si continúan visualizándose como víctimas, nunca saldrán de ese estado, su padecimiento se recrudecerá. Quienes tienen la convicción de salir de esta condición pueden experimentar dos cosas: que baje su número de plaquetas o que sea demasiado alto. En el primer caso se presenta una hemorragia y en el segundo una trombosis; si la superan, identificarán el conflicto que los embarga, su bazo tendrá un ligero aumento de tamaño y la persona se recuperará.

Algunas personas que no logran sobreponerse fácilmente al padecimiento de su bazo, necesitan preguntarse: ¿Hay algo respecto a mi origen que no sé?, ¿tengo la misma sangre que mis padres?, ¿tengo miedo a ser adoptado?, ¿me tratan diferente que a mis hermanos? Si necesitas reponerte, no temas preguntar, enfrenta tus miedos y sal adelante, la verdad es siempre el camino más corto. Tu origen es motivo de orgullo y respeto, empieza por aceptar todo aquello que es desconocido para ti, pero que en breve dará luz a tu vida.

**Hemorroides:** Conocidas también como almorranas, son venas hinchadas en el recto y el ano que provocan sangrado y muchas molestias.

Una persona estresada, estreñida e hipertensa es más propensa a desarrollarlas porque comprime constantemente el esfínter, se produce mucha tensión entre retener y expulsar, es como cuando una persona ha sido lastimada por su pareja y eso le hace sentir rechazo, sin embargo, sigue enamorada y quiere seguir adelante, se debate entre no dejar ir y eliminar, es una contraposición que lo único que va a generar es un desequilibrio.

Cuando sabes que ya no es posible ocultar algo, pero insistes en hacerlo, eso te va a crear culpa y seguirá la tensión. El miedo a que la manera en la que te ven cambie, te impide actuar de manera asertiva y eso ocasiona más tropiezos. Tu mente necesita claridad y tus acciones guía. En el momento en el que sangra esa vena es porque la presión que hay dentro de ti ya sobrepasó la carga.

Quienes no pueden aceptar la ayuda que saben que necesitan se autosabotean, en cierto sentido es falta de humildad o exceso de orgullo. De cualquier manera, es vivir atado a las obligaciones, a una vida muy rígida y cuadrada, a una rutina inquebrantable, son personas que no saben descansar ya sea mentalmente, físicamente, o de ambas maneras.

Si en el pasado te sentiste atado a obedecer a algún familiar o cualquier otra persona, eso genera resistencia a reconocer tu autoestima, a sentirte libre y a mostrar tus fortalezas, solo te dejas guiar por aquello que te obliga a no salirte de la caja.

Es tiempo de cambiar, de que lo que digas y lo que hagas sea congruente para alcanzar un equilibrio y puedas florecer, dejar que aquello que ya no te sirve salga de tu vida sin causarte daño.

Cuando encuentras lo que te hace sentir mal o te provoca dolor, consigues que tu cuerpo se libere y le das la oportunidad de que funcione de forma equilibrada.

## Sistema urinario

Es un conjunto de órganos que se encargan de producir, almacenar y eliminar la orina, a través de la cual se elimina del metabolismo el ácido úrico, la creatinina, la urea o sustancias nocivas para el organismo. Este sistema está formado por: riñones, uréteres, vejiga y uretra.

## Riñones

Los riñones filtran la sangre, eliminan los desechos y el excedente de agua para que se produzca la orina. Los síntomas que se agravan en hígado y vesícula afectan los riñones.

El problema emocional que aqueja a los riñones es el miedo al fracaso y en la relación con sus semejantes, eso hace que una persona se convierta en un imán de cosas negativas. También manifiesta inseguridad, falta de autoconocimiento y autoaceptación, así como una lucha por agradar a los demás y no traicionarse a sí mismo. Es cierto que este estado impide discernir de manera adecuada frente a las circunstancias del día a día, razón por la que no es de extrañar que el individuo sea errático, poco resuelto o contemplativo. Es necesario no sentirse en sus laureles y dejar de lado la creencia de que no podrá resolver aquello que le embarga, es una manera de detenerse cuando ya se tiene la conciencia clara de resolver su vida.

Quienes critican y juzgan constantemente están sujetos a padecer enfermedades de riñón, porque a todo lo que los demás hacen o expresan le encuentran un pero, no pueden ver algo bueno en ello y eso los vuelve intolerantes y poco racionales.

Andrés tiene tres hermanos, sin embargo, desde que tuvo oportunidad, se mantuvo al pendiente de las necesidades de sus padres. Conforme transcurrió el tiempo él asumió completamente los requerimientos económicos de ambos y lo hacía con mucho cariño. Al cabo de los años su padre enfermó, y él, por la carga de trabajo que tenía, no podía llevarlo a su tratamiento, por lo que le pidió a uno de sus hermanos que llevara a su padre al médico y que él se haría cargo de los gastos de gasolina y medicinas y, por supuesto, compraría un vehículo para uso exclusivo de lo que sus padres necesitaran.

Su hermano no quería hacerlo, aun cuando Andrés le dijo que le ayudaría económicamente si él cooperaba. Con el paso del tiempo, su hermano cometió muchos atropellos con el auto, lo chocó y en poco tiempo se deterioró. Algunas veces le hablaban del hospital para decirle que su padre no había llegado para tomar sus terapias, razón por la cual Andrés habló con su hermano para pedirle más formalidad, pero éste lo ignoró. Los padres de Andrés estaban tensos por la situación, así que él optó por callar y no volver a decir nada para no mortificarlos. Pero esto no significó que su hermano cambiara de parecer y que los otros dos cooperaran en algún momento. Después de algunos meses en los que sus hermanos mantuvieron esta postura y que Andrés sabía que la relación con ellos no era buena, la situación se convirtió en un desafío emocional, Andrés comenzó a darse cuenta de que tenía un dolor que no le daba tregua en la espalda y también experimentó hinchazón en las piernas y cara. El médico le dijo que sus riñones habían perdido la capacidad de eliminar los desechos, tal vez por una infección no detectada a tiempo.

Andrés sabía que esto se debía a la mala relación que había llevado con sus hermanos, al nulo entendimiento con ellos y a la falta de sobriedad de éstos frente a sus padres y la manera de tratarlos. Tuvo miedo de que su hermano no quisiera ayudar, aunque fuera por conveniencia a su padre, y no sabía cómo podría solventar esa situación en ese momento. Se sintió acorralado y no tuvo cabeza para pensar en una solución más eficiente. Una vez que logró asociar los síntomas de su enfermedad y la emoción que la originó, en unos cuantos meses se recuperó satisfactoriamente y encontró un enfermero que pudiera estar al cuidado de su padre en todo momento.

Éste es el tipo de problemas que surgen entre familia, amigos o pareja, que en ocasiones van recrudeciendo el miedo al conflicto y se silencia el individuo para no tener que vivir en un campo de batalla constante.

Entre más grave se torna un problema de riñón, más urgente es el llamado a la determinación sobre su vida actual y la manera en la que ya no puede seguir llevándola, de lo contrario las consecuencias en este órgano serán irreversibles.

**Cálculos renales**: Los dolores que provocan estas piedrecillas, que se forman de minerales y sales dentro de los riñones cuando la orina se concentra, pueden llegar a paralizar las actividades de una persona. Si son detectados a tiempo, no causan daños permanentes. Ahora bien, si se alojan en las vías urinarias es posible que se necesite una cirugía. Esto significa que se vive en un constante cálculo de la vida, es decir, este individuo no da un paso sin premeditar a dónde llegará, qué logrará, qué arriesgará o qué perderá. Se le irá la vida midiendo todos los riesgos sin llegar a la acción. Es esa persona que sabe perfectamente el origen emocional de su padecimiento, pero no se decide a dar el paso siguiente y desea que otro tome la determinación para evitar la culpa en el futuro. Esta persona debe dejar de calcular y vivir sin miedo, disolviendo temores y conflictos.

**Cólico renal**: Es un dolor intenso en el área lumbar producto de los cálculos que obstruyen la evacuación de la orina en el riñón o el uréter. Esta persona se siente amenazado en su territorio, ya sea su casa o el lugar donde trabaja. Por ejemplo, Silvia empezó a tener fuertes dolores en la espalda baja que se recrudecieron cuando su suegra llegó a vivir a su casa. Con el paso de los días, la señora quería organizar las actividades en la cocina y poco a poco comenzó a expandir sus dominios hasta las actividades más sencillas del hogar: lavado de la ropa, organizar el menú, las salidas al supermercado y las actividades de los nietos. Silvia, de buena manera, quiso cooperar para que ella se sintiera en confianza, pero al cabo de dos meses la suegra ya no le permitía ni siquiera tener la palabra. Silvia empeoró al sentirse desplazada de su espacio y reemplazada, pues su esposo, sabiendo lo que pasaba, no le puso límites a su mamá. Esto ocasionó, además de malentendidos, un distanciamiento entre ellos que generó una crisis matrimonial.

Silvia recapacitó y se dio cuenta de que estaba en ella poner límites, habló con su esposo, le dijo que intentó de manera amorosa hacer que su suegra participara y ella no entendió el mensaje y se sobrepasó, que hablaría con ella para comentarle que podrían hacer muchas cosas juntas, pero con respeto a los espacios y los lugares que a cada quien le correspondían. Afortunadamente, su suegra lo tomó a bien, se dio cuenta de que se extralimitó y que podrían vivir mejor en cooperación que haciendo cada quien un frente. Los riñones son dos y necesitan cooperar entre sí, ya que si uno no funciona bien el otro tampoco. Silvia, con ayuda de un tratamiento muy efectivo que le dio el doctor, logró expulsar los cálculos y de manera asertiva logró comunicarse con la madre de su esposo, al tiempo que la relación mejoró en casa y todo volvió a la normalidad.

**Insuficiencia renal**: La insuficiencia renal supone que los riñones pierden la capacidad de filtrar los desechos de la sangre, mismos que pueden afectar la composición química de este plasma. Se experimenta fatiga, desorientación, ritmo cardiaco irregular, diuresis y retención de líquidos que provoca la hinchazón de tobillos, piernas y pies. Cuando se llega a este padecimiento, es la frontera que marca una vida muy complicada, producto de relaciones que se volvieron insostenibles con el paso del tiempo y generaron emociones que se quedaron retenidas en esos líquidos y fluidos que el cuerpo se niega a desechar. Una falla de esta naturaleza impide que una persona tenga una vida de calidad y le hace depender de eventuales hemodiálisis que realizan la función de un riñón artificial. El necesitar ayuda para eliminar las toxinas, es un reflejo del apoyo que se necesita a nivel emocional para sacar de su sistema la ira, frustración, depresión e inseguridades.

## Vejiga

Este órgano se encuentra localizado en la parte inferior del abdomen, muy cerca de la pelvis. Su función es almacenar la orina. La vejiga es un contenedor que en determinado momento expulsa lo que ya no necesita. Si funciona bien, la persona sabe gestionar de forma eficiente las emociones. En el momento en que esto no sucede, en el caso de desear retener el amor o cariño de una persona, puede ocasionar la retención de la orina. Si se tiene miedo a no tener trabajo o temas que involucren las cuestiones económicas, se propicia desarrollar una vejiga hiperactiva que va a expulsar constantemente líquido.

Los deseos reprimidos se concentran e impiden que se elimine naturalmente lo que ya no forma parte de la vida y de lo que te hace bien, se necesita hacer a un lado el hecho de querer controlar todo alrededor, de lo contrario habrá más decepción y una incapacidad por alcanzar lo que se anhela.

Las relaciones personales, la sexualidad y la manera en la que se experimentan y viven, está ligado a la función de la vejiga. A veces se es una persona en el hogar y con la pareja, y otra al atravesar la puerta en dirección a la calle. La falta de consistencia ocasiona que se propicie un clima de ambigüedad, falta de confianza y, en el peor de los casos, culpa. Es como si esa persona tuviera un desdoblamiento de personalidad que dificulta que los demás le perciban como realmente es.

Si la educación sexual de este individuo fue a base de tabúes, puede que se sientan sucios o desalineados, lo que perturba su mente y, por consiguiente, la salud de su vejiga, que seguramente reaccionará con infecciones, inflamación o cualquier padecimiento propio de lo que se está viviendo.

Las relaciones sanan en la medida en que se es sincero y se habla con la verdad, al mismo tiempo que se abre la mente a concebir que hay opciones diferentes que permitirán la comprensión y el desarrollo de la vida desde un lugar seguro y sagrado.

**Cistitis**: Se presenta con la inflamación de la vejiga causada por una infección.

La frustración de que no sucedan las cosas que se desean provoca que no se logre una apertura a hacer cosas nuevas, a evolucionar e intentar salir de lo cotidiano. Por esa razón la infección irrita y abrasa, no obstante, al soltar se producirá un alivio, pero el hecho de que al intentar hacerlo se manifieste ardor es una manera de no deshacerse del daño, por lo que la tranquilidad no llegará tan fácilmente. Debe ceder ante lo que puede ocasionar un beneficio, saber cuándo bajar la guardia y dejar ir lo que ya es obsoleto para eliminar lo que es corrosivo y no aporta ningún beneficio.

**Vejiga hiperactiva**: Provoca la necesidad de orinar frecuentemente y de manera repentina cuando no tendría que hacerlo.

Esta dolencia se produce cuando el individuo se siente desposeído, no tiene un lugar propio, vive en un lugar rentado, en la casa de algún familiar, o simplemente ha perdido su patrimonio. También se relaciona con el hecho de sentir temor por no generar los medios necesarios para vivir, o trabajar para un familiar a quien no se le puede decir casi nada por miedo a tener un problema que repercuta directamente en sus recursos. El orinar de manera repentina es porque una emoción quema al sujeto y necesita dejarla ir, sacarla, en un solo día puede ser que se halle frente a su jefe y éste no valide su trabajo, eso le hace sentir que no lo toman en cuenta y que él no es importante.

La manera en la que se puede empezar a poner límites y salir adelante es no reaccionar ante cada evento para que las cosas no se salgan de control, mantener la mente en calma y respirar profundo.

**Incontinencia**: Este padecimiento le ocurre a niños, adultos y personas de la tercera edad; en los niños deviene por problemas familiares tales como la separación de los padres, constantes peleas entre ellos y lucha de poder entre los mismos. Esa orina en su cama es una señal clara de que está poniendo límites en su territorio para que no los rebasen. Este pequeño busca llamar la atención de los demás para que sepan que existe, es una forma de decir que algo pasa y busca poner el remedio. De igual modo sucede cuando los niños son víctimas de bullying o han vivido eventos traumáticos continuos.

Los adultos lo experimentan cuando pierden el control sobre las cosas o sobre los demás, cuando sienten que no pueden influir en la vida de sus hijos o aquellos a quienes quieren tener cerca haciendo lo que les dicen. Los que acostumbran a utilizar el poder o el tráfico de influencias y de un día para otro ya no les funciona, les viene esta incontinencia como señal de impotencia e incapacidad de hacer su voluntad.

En las personas de la tercera edad se presenta cuando sienten que ya no pueden controlar muchas de sus funciones, cuando dependen económicamente de algún familiar, viven en una casa que no es la suya, son llevados a una casa de retiro sin su consentimiento, o cuando sienten que no pueden valerse por sí mismos y no encuentran la manera de salir adelante por sus propios medios.

La incontinencia apela a la apertura de permitir recibir ayuda, a hablar de lo que le duele o molesta, a saber que por más que esconda sus emociones, éstas lo van a traicionar y se verán reflejadas en la orina que se expulsa involuntariamente y de manera desbordada.

Ser dócil funciona y ayuda sobremanera a ver las cosas muy diferentes de como se perciben en primera instancia. La palabra clave en este punto es "permite", te ayudará a navegar en la tempestad. Repite este mantra: "Yo permito la ayuda amorosa y sincera", "yo acepto amorosamente lo que recibo", "yo me abro a recibir sin condición ni límite".

## URETRA

Conducto por el que se expulsa al exterior la orina contenida en la vejiga.

Cuando alguien se excede y quiere llamar la atención, salirse con la suya o pasar encima de sus semejantes, es porque no conoce sus límites y vive en constante conflicto con querer expandirse para que lo noten y sepan que existe, que ahí está y que no se va a mover. En pocas palabras, es marcar su territorio para que a los demás les quede claro que está prohibido acercarse o usurpar ese lugar. Esto también lo expresan al llegar a un sitio y dejar sus pertenencias por todas partes, son de las personas que si van de visita a una casa dejan un suéter en el sillón, un vaso en la mesa de centro, otro en la cocina, su bolsa en la silla, o si le invitan a quedarse a dormir, hacen de una recámara un campo de batalla donde todo está esparcido en el piso, muebles y hasta en las ventanas. Son muy negligentes con algunas cuestiones de sentido común, por ejemplo, el respeto a los lugares ajenos y a las reglas que se supone deberían acatar. Cuando van a un hotel donde hacen un pago dejan el lugar totalmente devastado, creen que porque pagaron tienen derecho a destruirlo. Es una manera de hacer el espacio suyo, como si fuera de su propiedad, y dejar su huella imborrable.

Puede suceder que estas personas hayan sido limitadas a ocupar un lugar del que no podían disponer o hacer modificación alguna, o aguantaron condiciones completamente fuera de la lógica que les impidieron ser ellos mismos, por ejemplo, aquellos que vivieron en orfanatos, cárceles o sitios donde compartieron espacio con muchas personas.

La necesidad de tener un lugar impide que se sepa cuál es la parte que les corresponde, por esta razón se disemina el líquido y ocupa tanto lugar como sea posible. Aceptar el lugar que se tiene y agradecerlo es la mejor manera de poner límites naturales que correspondan al tiempo, espacio, sitios e intención de llenarlo con su sola energía.

## Sistema reproductor femenino

Estos órganos tienen la función de permitir la entrada a los espermatozoides, proteger los órganos genitales internos de cualquier infección y también proporcionar placer sexual.

**Adenomiosis**: Este padecimiento ocurre cuando el tejido endometrial crece y causa un engrosamiento en la pared muscular del útero, es un trastorno benigno que produce dismenorrea o menorragia y dolor de cabeza premenstrual que puede llegar a incapacitar por horas o días a quien lo padece.

La causa emocional que hay detrás de la adenomiosis es la traición, ya sea que hayas sido traicionada por tu pareja o porque tú la traicionaste. Las mujeres que no logran consolidar una relación en la que puedan contar con el apoyo de su pareja ya sea físico, emocional o económico, hace que nazca la necesidad de defenderse, de no desear tener relaciones con personas que no les brindan afecto o con quienes los problemas no se hacen esperar. Pueden vivir en la misma casa, pero haciendo su vida aparte sin mezclarse entre ellos, porque ya han puesto reglas en cuanto a la manera en la que será su vida juntos sin tener que estarlo. Quienes se cansan de esta situación promueven un divorcio, en este caso la mujer, y se hace cargo de todo lo que tiene que ver con los términos legales, sabe que nadie más lo hará y no quiere por ningún motivo permanecer en un espacio tóxico y dañino.

La adenomiosis también está relacionada con el hecho de querer procrear, pero pensar que no será una posibilidad, ya sea porque se encuentre sola o porque las parejas que ha tenido no han sido un gran soporte. Es cierto que cuando esta patología se presenta con menorragia (sangrado abundante), se puede dar lugar a la anemia, que más que la falta de alegría y motivación por la vida, es, en este caso, el sentimiento de encontrarse solo, de no sentirse importante para la familia. Si te has sentido así, necesitas de manera urgente hacer cosas que te hagan sentir optimista, aceptada y alegre, que en el encuentro de ellas experimentes asombro y esperanza, y por sobre todas las cosas, que no pongas en manos de nadie tu felicidad.

**Endometriosis**: El endometrio es la capa de revestimiento del útero, y mes con mes posterior al periodo menstrual se desecha. Cuando presenta un trastorno, el tejido crece fuera de él, en ovarios, trompas de falopio e intestinos.

Algunas mujeres con este padecimiento caen en pánico porque lo traducen como esterilidad, pero cuando se trabaja profundamente en el origen del conflicto emocional que produce esta afección logran concebir.

Existen varias razones por las que se presenta la endometriosis. El primer alojamiento de un ser humano es el útero, ese lugar cálido donde el feto es alimentado durante su desarrollo y donde todo es confortable. En ocasiones no se asocia lo que pasa afuera con los temas internos, pero funciona de la siguiente manera: Ana durante los últimos cinco años enfrentó dos despidos injustificados, su esposo no la pasaba mejor, y por si fuera poco, ella había descubierto después de su última visita al ginecólogo que tenía endometriosis. Siguió al pie de la letra el tratamiento que le dio su ginecólogo, Gabriel, su esposo, la ayudó para que todo fuera más fácil y tuviera éxito con la prescripción. Pasados nueve meses no tenían la suerte de procrear, por lo que su médico decidió hacerle una cirugía laparoscópica para combatir el problema. Pasó otro año y Ana seguía igual, aun cuando su operación había sido exitosa como lo señaló el galeno. Así, ella supo que no era solo un tema físico, durante meses se dio a la tarea de encontrar posibles causas que podían interferir con su embarazo, por lo que, entre unos y otros terapeutas, encontró cosas muy importantes en las que no había reparado y por lo que muchas mujeres no logran concebir:

- Fue abusada en su niñez o en la adolescencia, cuestión que le ocasionó vergüenza y un no merecimiento a dar vida a otro ser humano. No se perdona el hecho de no haber podido impedir ese evento.
- Decidió practicarse un aborto antes de los 20 años, porque ni ella ni el noviecito que tenía en esa época estaban preparados para enfrentar ese destino. Se castiga por lo que anteriormente hizo, no puede con el peso de esa decisión.
- En la actualidad su situación económica no es buena. Es una manera de justificar que no es el mejor momento para tener un hijo, al fin y al cabo, ¿quién sería capaz de decirle que no tiene razón al pasar por esa difícil situación?

El útero es ese lugar sagrado donde la vida inicia y es el espacio donde se vive nueve meses. Sin embargo, en algunos casos y gracias a culpas, resentimientos o situaciones inconclusas se torna en un lugar hostil que no permite la llegada de un nuevo ser por causa de la endometriosis originada por el sentimiento de que no es merecedora de acoger en ese espacio a un nuevo ser que representa una bendición. La culpa y la vergüenza de haber decidido sobre la vida de otro empaña este derecho y nulifica la posibilidad de albergar un alma en un nuevo cuerpo. Como verás, tanto Ana como Gabriel a nivel consciente, desean que su familia crezca, no obstante, ella internamente tiene conflictos originados en su pasado que le impiden ser la "casa" que hospede una nueva vida. Cabe mencionar que Ana presenta tres temas que emocionalmente provocaron su bloqueo, y es oportuno que sepa que hay mujeres que al presentar solo uno pueden hacer que su cuerpo mental se confunda entre lo que quiere y lo que teme querer, es decir, quiere ser madre, pero siente que por lo que le pasó, hizo o vivió, no alcanzará el mérito de conseguirlo.

Otros factores como el miedo hacen difícil la concepción:

- Miedo a no cubrir sus necesidades.
- No estar segura de que la pareja que tiene sea la adecuada para criar un hijo.
- Miedo a que el parto o cesárea sea doloroso o a morir en ese momento.
- Miedo a que si es mujer la engañen y abusen de ella.
- Miedo a morir antes de que su hijo pueda valerse por sí mismo.

En el momento que el tejido sale del útero, impide que la vida se realice y la posibilidad de procrear es cada vez más lejana. Por este motivo se recomienda que cuando se toma la decisión de practicarse una cirugía para corregir la endometriosis, antes se trabaje emocionalmente para que la mente y el cuerpo trabajen de la mano. Si no, será incierta la posibilidad de embarazarse.

Si lo anterior no resuena contigo, qué tal si investigas un poco en tu historia familiar y ahí encuentres información sobre la vida de algunos niños que en la familia tuvieron una vida corta, murieron trágicamente o contrajeron enfermedades "incurables o degenerativas" que los hicieron pasar por momentos muy dolorosos y difíciles.

La familia Cuadros Lascuraín, estaba compuesta por ocho miembros: los padres, un hijo varón y cinco hijas.

Este niño, de nombre Rodolfo, nació en octubre. A los dieciséis años, de manera sorpresiva, le vino una infección en el oído, y al cabo de unas semanas falleció, lo que ocasionó un gran dolor para sus hermanas y padres. Tiempo después, las cinco hermanas, Laura, Clementina, Alondra, Isabel y Valentina, se casaron y formaron sus respectivas familias. Alondra tuvo cuatro hijos, siendo el primogénito, Rodolfo, quien nació en octubre y fue nombrado así en honor a su desaparecido tío. Al cumplir los dieciséis años, le dio un infarto fulminante y murió a la semana de que había sido circuncidado.

Isabel, mientras tanto, tuvo seis hijos, al primogénito lo llamó Rodolfo como su difunto hermano, y este muchacho falleció a los dieciséis años después de padecer una leucemia fulminante.

Valentina tuvo tres hijos: Juan, Rodolfo y Mario, siendo Rodolfo el segundo. A los tres meses de cumplir dieciséis años, Rodolfo salió a pasear en caballo y durante el trayecto se cayó golpeándose la cabeza y muriendo instantáneamente.

Años después, una de las hijas de Laura tuvo cuatro hijos, y a uno de estos chicos desatinadamente lo nombraron Rodolfo, igual que a su tío abuelo fallecido y al que nunca conoció. El muchacho a los dieciséis años murió de covid-19, siendo deportista y poco propenso a contraer el virus, razón por la que Martha, madre de Rodolfo, el nieto de Laura, hurgó en la historia del árbol genealógico de su familia y encontró estos hallazgos en los que nadie había reparado, razón por la que se practicó una terapia de regresión y al unísono sus hermanas hicieron lo mismo. Lo comentaron con sus primas con la intención de ayudar y algunas se molestaron y las tacharon de ignorantes y supersticiosas. Las hijas de Laura decidieron arreglar este tema solo ellas y no compartir información al respecto, al fin y al cabo a cada una de manera individual le tocaba trabajar ese tema kármico. Si ella descubrió el origen de toda esta tragedia, si ellas necesitaban resolverlo o cualquiera de sus familiares que tuviera la curiosidad e intención de arreglarlo, encontraría por afinidad la manera de enmendarlo. Claro que la familia de Laura decidió no darle el nombre de su tío Rodolfo a ningún miembro de su familia.

Como verás, este último caso está relacionado completamente con el karma. Para encontrar la causa, es necesaerio que al menos una persona de la familia empiece a atar cabos y logre dar con el patrón que se repite de manera constante a intervalos de tiempo hasta hacer que alguien despierte para beneficio propio y de otras personas cercanas.

**Enfermedad inflamatoria pélvica**: Es una infección causada por enfermedades de transmisión sexual que causa dolor y en muchos casos infertilidad. Esta enfermedad causa depresión por aquello que pasó, y como consecuencia se experimenta ansiedad por la necesidad de salir de ahí. Al no poderlo hacer, el dolor se vuelve cada vez más agudo y eso dificulta la oportunidad de tomar las riendas de la vida. Las mujeres que sufrieron abuso sexual durante su infancia tienden a padecer esta enfermedad. Su inflamación se prolonga cuando esto sucedió durante varios años. Por esta razón, sus relaciones con personas del sexo opuesto son un espejo del abuso que padecieron anteriormente, y como consecuencia, sus parejas se mueven en una sociedad de alto riesgo, lo que evidencia una considerable falta de autoestima y la necesidad de ser aceptada.

Rosa pasó por esta enfermedad. Estaba fastidiada porque su esposo y dos parejas que tuvo después de su divorcio la infectaban constantemente. Esto le recordó que en su niñez también le ocurrió lo mismo: durante un tiempo su tío materno abusó de ella y nunca dijo nada. El recordarlo le dolió mucho, pero pudo darse cuenta de que tenía que sanar esa emoción de dolor físico y emocional cada que pasaba por la misma experiencia. Al recordar esta situación que vivió por años, decidió decírselo a su madre, quien lo sabía perfectamente, pero nunca hizo nada. Después de visitarla a ella fue a ver a su tío, quien enfrentaba cáncer de próstata. Cuando se presentó frente a cada uno, les dijo que los perdonaba por lo que sucedió en el pasado y que a partir de ese momento los liberaba de toda responsabilidad, que ahora le tocaba a ella hacer lo propio. Días después el tío murió y su madre acudió a terapias en las que pudo hablar de esa y muchas otras cosas que ella pensó que nadie sabría. En este caso, fue oportuno lo que hizo Rosa, porque su madre tomó responsabilidad sobre sus actos en el pasado. Quizás sería coincidencia o liberación, pero su tío también pudo hallar el descanso que desde hace meses no había podido encontrar. Rosa logró vencer su miedo a confrontar su pasado, y años después consolidó una relación amorosa con un hombre que la respetaba sobremanera y formaron una familia.

No todas las veces funciona de la misma manera. En el caso anterior se abrieron tres conciencias: la causa del dolor de una persona y la culpa que cargaron las otras dos hizo la diferencia. Por esta razón lo primordial es que arregles lo que consideres necesario para tu bienestar, empieza por ti y si en el camino alguien más cambia, esa es ya una cereza en el pastel.

**Útero bicorne**: Considerado como una malformación congénita de la cavidad uterina, se desarrolla en la etapa embrionaria de la niña, se produce una hendidura en el centro de la cavidad uterina lo que hace que en lugar de tener forma de pera tenga forma de corazón. Esta condición no causa dolor ni problemas durante el ciclo menstrual, en la mayor parte de los casos no afecta la capacidad de reproducción.

Esta malformación tiene mucho que ver con los pensamientos de los padres en el momento de la procreación, la división de pensamiento tal como:

**Caso 1:**
Padre: Me encanta estar con esta mujer, pero no quiero casarme.
Madre: quiero vivir toda mi vida con este hombre.

**Caso 2:**
Padre: Amo a mi esposa, deseo que tengamos hijos pronto.
Madre: Me encanta viajar con mi esposo, si tuviéramos hijos ya no podríamos hacerlo tan fácilmente, quiero esperar unos años más para eso.

Cuando los pensamientos se dividen y no comparten siquiera una idea, aparecen anomalías en este tipo de útero, por ello es recomendable que cuando se tienen intenciones de concebir, la pareja tenga claro el pensamiento con el que van a engendrar. Ahora bien, para quien tiene el útero bicorne, es momento de no sentir esta división entre su padre y su madre, entre darle gusto a uno o al otro, saber que hay cosas para las cuales no siempre se puede dividir en dos o quedar bien con ambos. Es también por esta razón que pasa por situaciones que le obligan a estar de juez, pensando únicamente en su persona y no reparando en lo que los demás desean, pues nunca logrará dar gusto y sentirá culpa la mayoría de las veces, como se puede ver en este ejemplo:

> Mujer con útero bicorne: Mamá, papá, quiero invitarlos de viaje, ¿qué les gustaría?
> Madre: A mí ir a la playa a descansar.
> Padre: A mí ir a una ciudad histórica donde podamos visitar museos, sitios arqueológicos, etcétera.
> Mujer con útero bicorne: ¿Qué les parece Oaxaca, ciudad capital? Hay museos, ruinas arqueológicas.
> Madre: Si quieres ve con tu papá, es mucho caminar y no quiero hacer tantos esfuerzos.
> Padre: O váyanse las dos a una playa para que descansen.
> Mujer con útero bicorne: Me voy a ir sola a Las Vegas, necesito salir y no precisamente a la playa o a un lugar histórico, solo quiero despejarme y con ambos en ese estado no lo voy a lograr.

Esta última respuesta es la que se debe dar para no quedar entre dos formas muy diferentes y particulares de ver la vida y que ninguna desea ceder.

**Útero prolapsado**: Se presenta cuando los músculos y los ligamentos del suelo pélvico, al extenderse, pierden fuerza y ya no pueden brindar el mismo soporte al útero, por lo que éste se desliza hacia la vagina o predomina sobre ella. La causa emocional que promueve este padecimiento es la falta de autoestima y valoración. Son mujeres que van perdiendo el interés en ellas mismas, se abandonan a su suerte, deja de importarles cómo se ven o se sienten, entran en piloto automático, pierden el control sobre ellas mismas y en poco tiempo sobre lo que les rodea. Es decir, un día son dueñas y señoras de su casa y en unos cuantos meses no saben ni dónde está la sal. Se apartan y dejan que el mundo ruede, en el fondo no quieren saber nada de nadie, tal vez porque en el pasado intentaron controlar todo a su paso, o bien, porque se cansaron de dar de más y consideran que los demás no lo valoraron.

Se vive de dos maneras: cuando una mujer lleva sola el hogar, ya sea porque su pareja no coopera de ninguna manera y está a expensas de lo que ella logre y haga en pro del hogar, o porque esa pareja se fue sin previo aviso y ella tuvo que afrontar las responsabilidades al 100%. En ambas situaciones hay un abandono que si no es físico, entonces será emocional. Esto es aún más doloroso que cuando la persona se va, pues cuando se queda y no hace nada al respecto, es una agresión pasiva en contra de la mujer con la que vive, enviándole como mensaje: "No me importa y no voy a hacer nada al respecto para arreglar la situación en la que estamos".

Cuando esto ocurre se necesita dejar de sentirse no valorada, recordar que cada quien realiza las cosas por conciencia propia y se dan sin esperar retribución emocional. Todo lo que se da regresa, pero en un momento diferente al que se considera que debería ser el indicado.

**Útero en retroversión**: Esta condición se da porque la posición del útero se orienta hacia atrás, hacia la columna vertebral. Algunas mujeres sufren dolor lumbar cuando les llegan los síntomas premenstruales. Como en el caso del útero bicorne, no provoca síntomas y no afecta la fertilidad, aunque en ocasiones al momento de tener relaciones sexuales se puede sentir dolor.

Algunas de las mujeres que tienen esta condición han pasado por las siguientes situaciones:

- Violación en la niñez o adolescencia: Este evento marca la vida de una mujer, el sexo no es lo que ella pensaba, duele y no solo al experimentarlo, sino porque es algo sucio y vergonzoso, que no puede más que traer problemas y una carga enorme de culpa.
- Vivir con una pareja a la que no se quiere: Se vive en una situación aparentemente cómoda, sin embargo, la mujer sabe

que no está enamorada de esa persona y cuando tienen relaciones está pensando en alguien más, en un amor del pasado con quien no se concretó una relación.
- Haber tenido una relación incestuosa: Si se tuvo una relación sexual con algún familiar, abuelo, tío, primo, etcétera, y esta mujer no pudo comunicárselo a sus padres, vivirá con culpa y resentimiento durante mucho tiempo. Este tipo de encuentros dejan huella y logran la infelicidad de esa persona, aun cuando haya logrado hacer su vida, pues esa cicatriz está en el pasado y es ahí donde quedan ancladas.

El mecanismo emocional de respuesta es no permitir la entrada a los espermatozoides, no procrear porque es producto del pecado, abuso y agresión. Esta experiencia físicamente duele y eso da pie a tener la justificación perfecta para que su pareja actual se lo piense antes de intentarlo. En el fondo esta pareja no le hizo nada, pero regresa el recuerdo de esas agresiones del pasado y se quedan instaladas como una nota discordante, y cada vez que ocurre un encuentro, el dolor y el malestar son un recordatorio de lo que no necesita repetir. Por esta razón, algunas de las relaciones de las personas con este padecimiento no prosperan, no solamente en el terreno físico, sino en el emocional, y ni hablar del terreno espiritual, donde seguramente no compartan en común absolutamente nada. Algunas mujeres encuentran que sus abuelas, bisabuelas, tatarabuelas, tías y abuelas vivieron historias parecidas, por lo que es recomendable echarse un clavado en esa información para trabajar profundamente con el karma familiar y sanar lo que a tu parte respecta, tomar en cuenta lo que ya aconteció y utilizarlo para mejorar el momento presente.

## SISTEMA REPRODUCTOR MASCULINO

El género masculino tiene órganos genitales dentro de la pelvis y fuera de ella.

- Órganos genitales externos: testículos, escroto y pene.
- Órganos genitales internos: conductos deferentes, vesículas seminales, conductos eyaculadores.
- Glándulas genitales auxiliares: próstata, glándulas bulbouretrales.

**Agrandamiento de la próstata (hiperplasia prostática)**: Sus síntomas se presentan con una micción débil, algunas personas pueden presentar cálculos en la vejiga, infecciones urinarias o disminución en la función renal.

Una de las etapas que estresan más a un hombre es cuando le llega el momento en el que su productividad a nivel laboral se ve amenazada por su edad, empieza a pensar que peligra su seguridad económica, y merodea incesantemente su estado de ánimo, resultando en que la depresión se apodere de él.

Es cierto que las cosas cambian durante este proceso, pero no debes olvidar que tu valía no depende de lo que dejaste de hacer, sino de eso que hiciste durante años. Ahora debes aceptar que seguirás siendo útil mientras te lo permitas, tu familia ya no está compuesta por bebés y a cada uno ya pudiste darle en su momento la protección y el sostén que requerían. En cuanto a tu pareja, si tienes muchos años de relación con ella, entenderá que el tiempo no da tregua y que estás viviendo un cambio.

Si tu situación es diferente, no tienes pareja y estabas, tal vez, involucrado con una o varias personas, tu masculinidad se sentirá menguada y no podrás desempeñarte sexualmente como antes, tendrás miedo a no quedar bien en la intimidad, sobre todo si la persona con la que compartes este momento es varios años más joven que tú. El solo hecho de no cubrir las expectativas te agota, te sientes poco atractivo, tu autoestima se esfuma rápidamente y el envejecimiento te alcanza cuando le das cabida a estos temores que diariamente logran ganar terreno y hacerte sentir cada vez más alejado de vivir plenamente.

La felicidad no es la conquista de batallas sexuales, sino el disfrute que se puede experimentar al conocerte y sentirte más cercano a tu pareja en este momento. No se trata de la edad que tienes, sino de cómo la vives acepta cada momento como un regalo.

**Criptorquidismo (testículos no descendidos)**: Esto es propiamente un testículo (monorquidismo), o los dos (criptorquidismo), que no descienden completamente en su trayecto a la bolsa escrotal.

Este caso tiene varias aristas. Primero, porque en el momento de la gestación es probable que el padre o la madre tengan dudas frente a su papel, es decir, se preguntan —o afirman—, constantemente: "¿Seré buen padre?", "¿seré buena madre?", "yo no quería ser padre", "yo no quería ser madre". Los padres, sea uno o los dos, no estaban seguros en desear o querer a este niño, aunque casi siempre es el padre quien desarrolla este tema y por esta razón es lejano, aun cuando se viva en familia es una figura ausente que no desea establecer una relación cercana con su hijo. Su tendencia a desacreditar, a regañarlo constantemente o amenazar es la manera en la que interactúa con el pequeño.

Cuando el testículo izquierdo no baja, quien no quería tomar esta responsabilidad es la madre, cuando es el testículo derecho, es el padre, y cuando son los dos, no hay nada más que decir, por lo que este niño vino a tener un aprendizaje de los maestros más cercanos, los que le dieron la vida y a través de los cuales la lección lo invita a desarrollar el amor propio, a confiar en sí mismo y a desarrollar su valía. Si los testículos no descienden es porque el padre en el fondo podría sentir celos del niño, pensando que la madre dejará de quererlo o pondrá más atención en el pequeño; esto vuelve autoritarios y déspotas a los padres, los niños deben adivinar si su padre está de buenas o de malas para acercarse. Tal vez si hubiese sido niña y no niño, el padre se sentiría más cómodo o no sentiría rivalidad con su hijo, así como se lee, es increíble pero cierto.

Cuando este niño crezca debe ser consciente de no repetir patrones, sentirse merecedor de concebir, tener una familia, ser un padre amoroso que guíe a sus hijos y los ame por sobre todas las cosas, el día que tenga un varón sentirse orgulloso de él y validarlo.

No es tan común la criptorquidia en adultos, pero se llega a dar, y cuando eso sucede hay que poner un alto. Puede ser que la situación a nivel laboral vaya viento en popa pero eso dificulte la concepción de un hijo. También es posible que al tener solo hijas, se sienta mal por no procrear un varón, ya que el hombre es quien determina el sexo. Si ninguno de estos es tu caso, entonces pregúntate si tienes miedo a ser padre o qué estás bloqueando respecto del sexo. También cabe la posibilidad de que hayas sido criado con tanta represión que te cuesta trabajo disfrutar plenamente la relación con tu pareja, y si necesitas ir más allá, entonces responde estas preguntas:

- ¿Cómo se relacionó mi padre conmigo durante mi infancia?
- ¿En muchas de las elecciones que hice, pensé en agradar a mi padre?
- ¿Mi padre me explicó al comenzar mi adolescencia los cambios que tendrían mi cuerpo y la manera en la que podría enfrentarlos?

Una vez que las contestes, encontrarás las respuestas que por años has deseado que lleguen a darte claridad y sobre todo la paz.

**Disfunción eréctil**: Es la incapacidad de un varón para mantener una erección firme en la relación sexual. Las principales causas emocionales de la disfunción eréctil son el estrés, baja autoestima, depresión y ansiedad. Si a esto le sumas que la relación actual de pareja no está en buenos términos, los conflictos están a la orden del día y la intimidad es casi nula, no hay entendimiento o no es placentera, hay un desgaste por parte de ambos y diariamente se enfría la relación o se ve afectada por los malos entendidos y la falta de comunicación. Esto ocasiona que el hombre pierda confianza en sí mismo por considerar que su desempeño sexual no es el adecuado, y eso les produce tal inseguridad que no logra una erección plena. Un hombre piensa que si esto sucede está mal, y eso puede entorpecer aún más el hecho de que las cosas mejoren, ya que el solo pensar de manera obsesiva que todo funcione a la perfección en el momento de la intimidad coarta completamente lo que de manera orgánica puede ser natural. Por esta razón, es recomendable, además de visitar a un especialista, acudir con un sexólogo, quien será capaz de brindarle consejos que le ayuden a perder el miedo a no hacer lo propio.

Es cierto que los hombres tienden a tener mejor desempeño con una mujer a quien ellos creen dominar, no obstante, cuando cambian los papeles ya no es lo mismo, se sienten cohibidos, sobre todo cuando la admiración que sienten por ella es genuina o saben que les ha llevado un tiempo considerable que esa mujer acepte salir con él.

Lo más importante para corregir este tema es darse la oportunidad de actuar sin suspenso, fluir y dejar que las cosas se den de manera natural, sin someterse a una tensión por la ansiedad que trae el rendimiento. Esa auto observación es la que le impide disfrutar lo que se supone que debería sentir y por esto deviene el fracaso.

Actuar no resolverá las cosas, debe permitirse sentir, dejar que las sensaciones agradables lo invadan y le den el placer que naturalmente llega cuando no hay expectativas. Cuando se disfruta sin reparar en el exterior y se confía plenamente en que cada instante será perfecto, mientras la mente quede fuera y el cuerpo haga lo suyo en armonía con el cuerpo emocional, la disfunción eréctil será un recuerdo que quedará en el pasado y todo volverá a la normalidad poco a poco.

**Eyaculación precoz**: Se produce porque hay una respuesta precipitada del cerebro ante los estímulos sexuales, ya sea por algún problema orgánico o psicológico. En el segundo caso es resultado de una experiencia sexual precoz que no fue placentera o que se vivió de manera traumática.

Sobreprotección es la palabra que acompaña a este padecimiento: las madres que todo el tiempo estuvieron detrás de sus hijos y los cuidaron hasta del aire son las que propician que existan los miedos, las dudas, la sensación de culpa frente a la sexualidad y la falta de seguridad en sí mismo.

Otros factores que están detrás de la eyaculación precoz son las experiencias sexuales en la infancia, propiamente los abusos cometidos por familiares o personas cercanas. El sexo con una mujer mayor en la "primera vez" pudo ser traumática porque no existía una conexión emocional. Lejos de haber sido algo placentero o agradable se vuelve todo lo contrario, pudiendo incluso hacer que este joven experimente asco, miedo, angustia o incomodidad ante el hecho de tener relaciones. Por esta razón, a la menor sensación de contacto con la piel llega la eyaculación sin tiempo para disfrutar ni consolidar un orgasmo producido por la estimulación con su pareja.

Esto puede afectar a hombres de todas las edades, desde jóvenes, entre diecisiete y diecinueve años, hasta adultos de cincuenta y cinco y sesenta. Si estos individuos se sienten estresados, este factor impide que puedan ver la relación sexual como algo que les va a brindar bienestar. Algunos lo asumirán como algo que les causa un desacuerdo internamente, porque no lo disfrutan por el hecho de que no pueden retrasar voluntariamente la eyaculación. Esto hará que la pareja pase un mal momento, el hombre se sentirá más estresado y enojado, mientras que la mujer quedará insatisfecha.

Antes de que vayas a tener intimidad pregúntate: Cuándo estoy con mi pareja, ¿qué me estresa?, ¿qué impide que controle mi eyaculación?, ¿eso qué me hace sentir?

Si tienes una pareja con la que ya llevas mucho tiempo, lo mejor es comunicarle cómo te sientes y pedirle que tenga paciencia en esta situación que estás atravesando. En el momento que la tomes en cuenta, ella será la primera en apoyarte durante este proceso y eso te dará confianza para no sentir prisa. Ahora bien, si no es una pareja con la que llevas mucho tiempo, haz conciencia de las emociones que experimentas cada vez que estás con alguien o antes de que eso suceda. Esto te ayudará a centrarte en lo que es importante para que obtengas resultados positivos después de haber conseguido desatar los nudos de la razón por la cual no logras tener control sobre tu eyaculación. Por otra parte, es hora de que tu tolerancia a la frustración se amplíe mientras reflexionas en la idea de que no todo gira a tu alrededor; debes mostrar empatía por los demás y respetar sus espacios.

**Varicocele**: Es el engrosamiento de las venas del escroto y aparece como causa de un mal funcionamiento de las válvulas que se encuentran en las venas. Son causa de una producción deficiente del esperma.

El miedo aparece cuando un hombre tiene un varicocele. A nivel externo sueña con tener la familia perfecta, sin embargo, en lo más profundo de su ser siente que ser padre es una gran responsabilidad y que no sabe si podrá con ello, teme conducirse por caminos errados que le hagan sentir culpable y por esta causa su esperma no es óptimo para procrear. Por tal motivo, incluso cuando él y su pareja no hayan logrado concebir, nadie podrá decir que él no quiere y habrá muchos justificantes que cubran este temor. Primero, si quien tiene un varicocele tuvo una infancia en la que su padre fue ausente, esto no significa que él también lo será o que hará que su hijo se prive de su presencia. En todo caso es el único que puede romper este patrón y cambiar la dirección, ya que el camino por el que se dirija la relación padre e hijo es un nuevo comienzo en el que solo hay oportunidades para caminar juntos de la mano sin traer memorias del pasado que entorpecen y bloquean el presente. Se debe confiar plenamente en que el tener un hijo es una oportunidad para darle todo lo que no recibió, y al mismo tiempo, de sanar haciendo lo correcto y de corazón.

### Costillas falsas

Ubicadas en la parrilla costal, las costillas falsas están justo debajo de las primeras siete que fueron mencionadas en la esfera anterior y siguen hasta la décima. Después de ésta se encuentran las flotantes, que son la onceava y la doceava.

Las costillas ocho, nueve y diez se llaman falsas, porque a diferencia de las verdaderas, no están articuladas con el esternón, se conectan a través del cartílago costal que está en el extremo de cada hueso.

Las lesiones más comunes en estas costillas son fracturas y fisuras. El tipo de fractura y el daño que ocasionan es lo que va a dictar los síntomas, ya sea dolor, hematomas o molestias al respirar.

Los problemas en estas costillas se presentan cuando hay dificultades relacionadas con un hermano o con un primo y pueden ser algunos de los siguientes: pérdida, enfermedad, pelea, conflicto, alejamiento, separación. Cualquier cosa que afecte la relación al grado de experimentar extrañamiento con respecto a ese familiar, sentirse desubicado en cuanto a la relación, falto de orientación o no aceptar que esa persona ya no va a ser parte de su vida por lo menos de manera física, tiene que ver con las costillas falsas. Otro tema que podría afectar a estas costillas sería que antes de la muerte estuvieran enojados, no se hubiesen hablado en años o dejaran pendiente muchas cosas por arreglar, y que teniendo el tiempo suficiente, no lo hicieron por temor a ceder frente al otro erróneamente. Las separaciones y los alejamientos se derivan de una relación desgastada, una comunicación no asertiva, enojos no aclarados como resultado de malentendidos que lograron ganarle la batalla al cariño que en el pasado había. Ahora bien, si este familiar está enfermo y no hay manera de ayudarle o de que su condición mejore, eso causará una fisura. En el fondo, es una reacción ante el dolor que provoca el que alguien querido no vaya a recuperar su salud y el sentimiento de incapacidad de hacer más por él o ella. Por esta razón, al no expresar lo que se siente, las costillas llevan su parte y con la fractura lo expresan.

En dado caso de que lo anterior no sea lo que te sucede a ti o a un familiar, recuerda que por el hecho de que estas costillas no están articuladas con el esternón, como las verdaderas, esto supone una independencia de esta estructura ósea y manifiesta en cierto sentido el apego hacia las cuestiones materiales, al tráfico de influencias, abuso de autoridad, manifestación de carácter flemático, intransigencia, vanidad, prepotencia y egoísmo; una clara tendencia al cultivo de los apetitos terrenales que promueven la inclinación a las cuestiones materiales y la obsesión por ser el centro de atención. Por este motivo, es común que en la relación con estas personas no exista un vínculo real con sus semejantes, es decir, que les interese lo que les sucede o por lo que están pasando, ya que todo se trata de satisfacerse a sí mismos, solo cuando algo en su vida se torne difícil van a voltear a ver a los demás. Como su nombre lo dice, los padecimientos en las costillas falsas se desarrollan por buscar la felicidad en aquello que no es real, que se basa en supuestos, falsas creencias y por considerar, en cierto sentido, que los placeres mundanos ayudarán a hacer que el equilibrio y la paz florezca en su vida. Una lesión en estas costillas se restablece en dos meses y lo que hará que el dolor disminuya será la apertura a las cosas, la convivencia con otras personas sin tener agendas ocultas, solo por el hecho de querer involucrarse en una relación fuera de los convencionalismos y de manera orgánica, sin presión, culpa o compromiso.

## Costillas flotantes

Las costillas flotantes se caracterizan por tener una curvatura irregular y las esquinas no tan definidas como las de las otras costillas, además de que el cartílago que las rodea no está unido a ninguna estructura, como es el caso de las verdaderas, que se articulan en la parte media de ambos lados del esternón. Se les llama flotantes porque se mantienen sobre una superficie sin que algo las sostenga, por esta razón, puede decirse que son más susceptibles en caso de recibir algún golpe, lesión o traumatismo, cuando esto sucede se presenta dolor y dificultad para respirar.

Quienes padecen un problema de estas costillas han sido educados con extrema rigidez, ya sea por sus padres, abuelos, tutores o quienes hayan fungido como figura de autoridad en su vida, por lo que se les dificulta cambiar sus esquemas. También es un hecho que cuando se tienen problemas con un hijo o nieto estas costillas se expresan con malestar.

María empezó con un dolor intenso de costillas que se confundía con un dolor abdominal, y conforme pasaron los días se fue recrudeciendo. Justo al mismo tiempo le llamaron de la escuela preparatoria para informarle que su nieto no asistía a clases y había reprobado casi todo el semestre, por lo que tuvo que hablar con él. María crio a su nieto desde que sus padres murieron, y le extrañó sobremanera que él no le hubiera comentado la situación por la que estaba atravesando. Al platicar con él, una vez que pudo expresar todas sus inseguridades y miedos para comunicarle el particular, se restableció la comunicación entre ambos y como por arte de magia el intenso dolor en estas costillas comenzó a ceder. Con el paso de los meses Amador, su nieto, pudo terminar de manera satisfactoria el ciclo escolar y ella se recuperó en su totalidad.

Es cierto que cuanta más cercanía exista con algunos familiares, los lazos son más fuertes, por lo tanto, hay señales inequívocas de que el cuerpo como antena capta los posibles problemas que sucedan con los seres queridos, de modo que no solo se manifiesta aquello que tiene que ver con el caso particular de una persona, sino también el de los más allegados y de aquellos que cada quien tiene muy cerca de su corazón.

## Vértebras dorsales (D11 y D12)

**D11**: Cuando una persona hace las cosas a su conveniencia a costa de lo que sea, está acostumbrada a falsear la información, a mentirle a su círculo más cercano y a todo aquel que le sea de utilidad para algún fin que tenga en mente, consideran que al no revelar sus verdaderas intenciones se protegen y con eso evitarán el sufrimiento. Lo cierto es que transitan por diferentes estados de ánimo que los llevan de la euforia a la depresión, y en estados muy alterados de conciencia pueden llegar a pensar en desenlaces fatales que según ellos le darán solución a sus problemas y conflictos. Pasan de victimarios a ser víctimas de la sociedad, de una relación del sistema, de todo aquello que vaya en contra de sus planes.

Constantemente, experimentan adormecimiento de las extremidades, anosmia, calambres, falta de sensibilidad en los dedos de manos y pies, así como hormigueo y dolor en los riñones, lo que puede manifestar una infección urinaria o la presencia de cálculos renales y brotes en la piel como acné, manchas o pequeños abscesos. Esto demuestra que pueden intentar controlar a otros, pero no pueden controlar lo que se expresa en su rostro.

Las cosas pueden cambiar cuando esta persona decide rendirse y visitar a un profesional médico que le ayude con los temas que le aquejan, al tiempo que deja de sentir que todo sale en su contra o que quiere dominar al mundo, debe hallar un punto medio que le permita conducirse con equilibrio. Lo más sensato es pedir ayuda a alguien que le inspire confianza.

**D12:** Si todavía no construyes una burbuja, estás a punto de hacerlo, pero no para protegerte, sino para no dejar entrar a quien no consideres en tu nivel, y el pequeño círculo de personas con el que tienes relación es igual o más cerrado que tú. Viven en un mundo ficticio donde todo es superfluo, hasta la impresión que tienen de los demás a quienes juzgan sin conocer. El hecho de que alguien tenga algo que tú no tienes te lleva a cargar con una cruz que te impedirá sentirte mejor hasta que no consigas obtener lo que el otro, y en el caso de que eso no suceda, tu ira crecerá y se volverá destructiva porque no te dará tregua. Por otra parte, tiendes a imaginar cómo se sentirán los pequeños mortales cuando sepan que tienes algo que ellos no, finalmente es solo una creación de tu imaginación que juega con tu ego para elevarlo. Cuando tocas tierra, sabes que no has logrado conseguirlo y vuelves a entrar en cólera, lo que significa que no fluyes y por eso tienes problemas con los ganglios linfáticos, que son los encargados de defender al organismo de sustancias que le son extrañas. El dolor en las articulaciones es testigo de que no sabes darle vuelta a las cosas, te concentras solo en lo negativo y tu sistema digestivo lo resiente, no procesa los alimentos y no realiza una buena digestión.

Tendrás una mejoría notable cuando entiendas que cada persona tiene lo que le corresponde, que nadie tiene lo que no trabaja, que las impresiones que tienes de los demás son equivocadas y que juzgar sin conocer te condena a no disfrutar de la vida y de la compañía de la gente. En la medida que aceptes tu realidad la vida misma te proporcionará los medios para que consigas lo que necesitas.

## VÉRTEBRAS LUMBARES

La columna vertebral se sitúa en la parte más baja de la espalda, está a unos 5 centímetros por debajo de los omóplatos y está conectada en la parte superior con la columna dorsal y en la parte inferior con la sacra. Se dice que es la parte más fuerte y sólida de toda la columna.

En esta parte del cuerpo los dolores que se presentan pueden ser intensos y se experimentan como una liberación de energía, prácticamente como cuando recibes una descarga de corriente eléctrica, lo que puede poner a una persona en jaque durante varias semanas hasta que el dolor aminore con alguna técnica de acupuntura o fisioterapia. Es común que las inseguridades sobre temas afectivos y de orden material sean los causantes de estos dolores. Si las cosas son más serias y se origina una presión de los discos o del nervio ciático, puede imposibilitar el acto de caminar, lo que significa que te coaccionan para realizar cualquier actividad y eres implacable con los resultados.

## Sacras

Esta parte de la columna se encuentra en la base de las vértebras lumbares y se conecta a la pelvis.

En esta parte del cuerpo se encuentran el chakra base o raíz y el chakra bazo, dos centros energéticos de suma importancia donde se manifiestan la supervivencia y la manera en la que experimentas tu vida social e interna.

**S1, S2 y S3**: Es de vital importancia que sepas que a estas tres vértebras se les considera como una sola, van juntas en un solo engarce. Si fluyes, se encuentran en perfecto estado, si reaccionas negativamente ante las circunstancias, su función no se realiza adecuadamente y se paralizan. Generalmente, se manifiestan conforme a tu capacidad de aceptar lo que sucede y la manera en cómo te relacionas con tu entorno. Cuando las cosas salen fuera de tus manos, tu frustración no tiene límites y te vuelves áspero e implacable, no permites el acceso, cortas los puentes, por lo que la comunicación contigo se vuelve nula, no solo verbal sino emocional o sexualmente. Aun cuando tú eres quien genera esas circunstancias, te victimizas sintiendo que todos están en tu contra. Si no volteas la mirada y reflexionas sobre lo que está sucediendo en tu vida, no vas a seguir sobre una base sólida que soporte lo que estás creando, serán palos de ciego que te llevarán a no terminar ciclos y a dejar todo a medias.

**S1, S2 y S3**: Mejoran en cantidad cuando tu visión se expande, te abres al conocimiento y ejercitas tu conciencia en presente.

**S4 y S5**: Estas vértebras están ligadas a dos chakras importantes, el primero que es el chakra base o raíz, donde está el centro de supervivencia; y el segundo, que es el sacro, por lo que un desajuste va a repercutir directamente en las emociones (sacro) y en las relaciones con tu entorno (raíz).

Si está afectado el chakra base tendrás miedo a no crear un lazo de amor verdadero con tus semejantes, si alguien te ama entonces sentirás miedo a que deje de hacerlo por una mínima falta. Tendrás miedo a perder o no obtener bienes materiales, sustento, o un trabajo bien remunerado. Es probable que en el pasado hayas hecho algo que te avergüence y te castigues por ello con este tipo de preocupaciones, que hacen de ti presa de la desesperación, y así no se obtiene un equilibrio.

Cuando una persona vive con culpa y constantemente se juzga por haber actuado de manera indebida, estas vértebras van a experimentar problemas que se harán evidentes en los riñones (cistitis, cálculos), sistema digestivo (estreñimiento, colitis, diarrea e incontinencia), genitales (frigidez, infertilidad, herpes) y puede llegar a afectar los pies con dolor constante o una sensación de ardor muy desagradable.

Como verás, un desequilibrio en estas vértebras puede originar muchos problemas de salud. Hay quienes padecen dos o más enfermedades y es todo un reto enfrentar este proceso, pues cada órgano obedece a funciones muy específicas a las que debes poner mucha atención. Esto te brindará información que te ayudará a adentrarte cada vez más en la solución de lo que padeces el día de hoy.

**S4 y S5**: Se ven favorecidas cuando replanteas tu forma de vida. Cambiar tu forma de pensar y de actuar ayuda de manera considerable a combatir molestias, dolores y síntomas en esta parte del cuerpo.

# 12

# Cuarta esfera: Tierra

El elemento Tierra corresponde a la cuarta esfera. Se formó aproximadamente hace unos 4500 millones de años, es un lugar asombroso donde se encuentran más de 1.2 millones de especies animales clasificadas, aunque se considera que hay muchas más. El suelo terrestre es irregular y su masa está dispensada de manera heterogénea, además de que el valor de su campo gravitatorio varía. Esto puede evidenciarse cuando hay un desplazamiento desde el ecuador hacia los polos, por lo que aumenta la fuerza. Es el único planeta con placas tectónicas activas, mismas que están en constante movimiento, lo que promueve la regulación de la temperatura, el reciclaje de gases y la restauración de los fondos oceánicos. Tiene un campo magnético que la resguarda de las partículas solares y permite que los animales y el hombre desarrollen el sentido de orientación. Se le identifica con los colores terracota y verde, considerado elemento femenino, pasivo y receptor, donde se expresa la naturaleza, se echan raíces, se prolonga la continuidad de la existencia y se reintegra la materia a este elemento al morir.

La Tierra o 3D es el mundo de los efectos, la escuela en la que el hombre desarrolla la empatía, la colaboración y la solidaridad. La estancia en ella es una oportunidad para buscar la estabilidad y el sostén que se expresa en el sistema musculoesquelético. El chakra unido a la Tierra es el primero llamado base o raíz, ligado a las necesidades básicas como la reproducción, alimento y aquello que proporciona estabilidad, trabajo en equipo, desarrollo de habilidades para materializar la práctica de tradiciones y filosofías.

Las personas que se ven influenciadas por este elemento de manera desmedida, aun cuando su signo zodiacal no sea de Tierra (tauro, virgo y capricornio), se encuentran en desequilibrio, tienden a desarrollar una complexión robusta, acumulación de grasa, aumento de peso, apetito desmesurado y crítica hacia todo aquello que les desagrada, apego hacia todo lo material y resistencia al cambio. Ahora bien, cuando sucede lo contrario y el individuo se adapta y se encuentra en equilibrio, es capaz de compartir su conocimiento, es disciplinado, cuida del clan y se responsabiliza de sus actos, se alegra de los logros de sus semejantes y tiende a ayudar a quienes se lo solicitan, expandiendo su conciencia. Si toma absoluta responsabilidad sobre el estudio de la doctrina esotérica, regresará al mundo de las causas.

La Tierra es un lugar que permite a los humanos encontrar su propósito, desarrollar sus capacidades, conectar con ellos y volverse afines con la flora y la fauna marina y terrestre. Hoy más que nunca es de vital importancia entender que el planeta envía señales de auxilio: la biodiversidad está en amenaza, los intereses tecnócratas dificultan que los recursos se renueven, los océanos están en peligro de ser contaminados con desechos radiactivos, la extinción de algunas especies será inminente en los años venideros. Por tal razón, si no se hacen las paces con nuestro planeta, será imposible salir de la caja, de las diferentes hipótesis de matrix que el filósofo australiano David John Chalmers propone en su ensayo "La matrix como metafísica".

La Tierra es el sustento de los demás elementos (Aire, Agua y Fuego), es un lugar para experimentar, sin este elemento no habría vida, ni siquiera alimento, porque cada vez que se degrada el proceso de sustento se pierde. Muchas veces se deja de lado que el metal y la madera son otros componentes que usualmente no se toman en cuenta y también son parte de la Tierra. Cuando se experimentan procesos de enfermedad de la cadera hasta los pies, es porque esa persona no mantiene los demás elementos y somatiza cuestiones difíciles de aterrizar. Por ejemplo, un sujeto que no materialice el deseo de trabajar en otra ciudad por cuidar a un familiar que está enfermo, o por estar obligado a hacer cosas por miedo a un despido injustificado sentirá que es imposible hacer lo que le corresponde por causas ajenas a su voluntad, pero que internamente lo coloca frente a situaciones ineludibles que ponen freno a su camino, y por ello empieza a somatizar emociones que afectan las extremidades inferiores con todo tipo de malestares, que van de moderados a insoportables.

El hombre, por naturaleza, tiende a adorar más los compuestos que los elementos, y cuando esto sucede se desvía hacia el materialismo enganchándose con los compuestos terrestres y metales preciosos. Los metales desprenden la esencia pura de la Tierra para manifestarlo en cada composición, las piedras preciosas son elementales, son parte del conjunto de la energía del planeta, se forman dentro del núcleo del mismo.

Hay piedras preciosas que poseen los colores de cada uno de los chakras que unen al hombre con el planeta y esto conecta al individuo con el pulso vibratorio de la Tierra. Cuando una persona está desbalanceada empieza a somatizar enfermedades en su cuerpo físico porque está desconectado del pulso terrestre y de la vibración que tiene. Este elemento es el que conecta a un individuo con los demás cuerpos, el mental y el espiritual. Cuando es material se da un desequilibrio y esto repercute en los chakras al bloquear la entrada de energía; cuando se conecta con los elementos se logra una afinidad con los elementales (Asrai, Mirrows, Náyades, Nereidas, Ninfas, Oceánides, Ondinas, Potaménides, Sealkies, Sirenas, Trolls de agua, Aine, Dama Verde, Hadas Cronwall, Hadas Gwyllow, Hadas Leanan, Hadas, Sílfides, Silfos, Basiliscos, Dragones Wyvens, Dragones, Liminiades, Salamandras, Duendecillos, Duendes, Ekecos, Elfos, Enanos, Ents, Gnomos, Kobolds, Trasgos, Trolls), lo que permite que el sujeto vibre con la frecuencia cósmica que la tierra absorbe. En ese momento todo toma forma, el hombre entiende que es parte del todo, al juntarse los cuatro elementos se crea el éter.

Además del éter, otro elemento que no es de esta dimensión es la luz. La Tierra no la emite, es un elemento cósmico que le permite al hombre realizar el proceso biofísico en todo su cuerpo. Ésta llega de manera externa, no le pertenece al individuo, y cuando una persona se conecta fluye con ella. Si esto no sucediera se quedaría inerte, todo lo que tiene materia está compuesto o está dentro de los elementos antes mencionados. Aunque la luz tiene ciertas partículas que se manifiestan en la materia, son efímeras, ya que la luz es la emisión de esa energía en el aire o en medio del agua. La luz no viaja a través de la tierra porque ésta absorbe sus capacidades y le ayuda a generar los procesos; el fuego emite ciertos patrones de luz o de onda.

Cuando se dice que el hombre es luz, es un concepto, no un hecho. Un individuo se puede vincular a la luz a través de la emanación de la energía, que es el aura.

## Extremidades periféricas

Se conjugan tres esferas: la segunda (Agua) hombro, brazo; la tercera (Fuego) antebrazo; la cuarta (Tierra) manos, dedos, coxígeas, muslos, rodillas, piernas, tobillos y pies.

### Hombro

Esta parte del cuerpo sirve como vínculo entre el brazo y el tronco, está formado por la unión de los extremos de tres huesos: la clavícula, la escápula (omóplato) y el húmero. A su vez, se unen músculos, tendones y ligamentos. En los hombros se presentan lesiones como esguinces, distensiones o desgarros del manguito rotador y luxaciones.

El hombro es la articulación que te permite realizar actividades en el aquí y ahora, es decir, el movimiento empieza con él en la parte superior, hace flexiones, extensiones, rotaciones internas, externas, y también carga el peso que lleva sobre sí. De esta manera, baja hasta la mano, donde se llevan a cabo otras actividades como: lavar, dibujar, tocar, cortar, escribir y muchas cosas más.

**Tendinitis.** Es una de las lesiones musculoesqueléticas más frecuentes en el hombro. Cuando sucede, es porque hay una falta de valor en la persona, quien se cuestiona si podrá salir adelante, ejerce una constante presión sobre sí y no gestiona positivamente su carga emocional. Eso apela a que ponga límites en su vida, tanto físicos como psicológicos, para no caer en conflictos ajenos o humillaciones en cualquier ámbito de la vida.

**Dolor de hombro:** Las personas educadas de manera muy rígida y bajo normas inquebrantables crecen con muchos miedos y buscan ser validados por sus figuras de autoridad, ya sea el padre o la madre. También es cierto que son reprimidos y eso hace que no se expresen completamente. Su creatividad se ve coartada y por ese motivo desarrollan su inteligencia al máximo, necesitan decirle a sus progenitores que tienen memoria fotográfica, que sus calificaciones son inmejorables y que su rendimiento académico es sobresaliente.

Cuando forman su propia familia, lo más probable es que repitan el patrón con sus hijos, es decir, que sean como su padre o madre cuando ellos fueron niños. Es justo en este momento que la luxación de hombro puede presentarse en su vida, y lo más seguro es que, si se vuelven inflexibles e intolerantes, la luxación ocurrirá muy a menudo y será necesaria una cirugía para dar solución al problema. Entendiendo que esta lesión implica la dislocación de hombro, la incapacidad de mover la articulación y un dolor inenarrable, la persona necesitará cambiar sus paradigmas y, en caso de no lograrlo, habrá dolor no solo físico sino emocional.

## HOMBRO DE NADADOR Y TENISTA

Se produce tendinitis en aquellas personas que practican deportes en los que su brazo se mueve por encima de la altura de su cabeza.

Esto, a su vez, habla de individuos que van más allá de sus propias necesidades, es decir, no son flexibles con ellos, se exigen demasiado y siempre hay algo que los lleva a un nivel más alto, o sea, que nunca se conforman con sus logros, van por más y, por esa razón, su reto es vencer sus propios límites. Es obvio que si son deportistas saben en qué tiempo parar, sobre todo cuando tienen una lesión. Sin embargo, cuando no se detienen y siguen adelante tal vez significa que su ego está elevado, y aun cuando estén conscientes de que su cuerpo puede sufrir una lesión irreversible siguen adelante sin importar el riesgo. Se sale de este padecimiento cuando se toma el descanso apropiado.

Algunos otros deportistas que padecen este tipo de lesiones son los beisbolistas, basquetbolistas, y quienes practican halterofilia y lanzamiento de bala.

## Brazos

El brazo es una extremidad corporal que va desde el hombro hasta la mano. Está formado por el húmero que se articula con el cúbito, radio y escápula, así como por los músculos, pectoral mayor, pectoral menor, trapecio, deltoides, bíceps y tríceps braquial.

Los brazos están conectados directamente con la energía del corazón, son considerados ramificaciones y apoyos, lo que implica que al existir algún problema en uno o en ambos hay que revisar si la necesidad de recibir ayuda es excesiva, teniendo a personas alrededor para cualquier cosa que le resulte imprescindible, pero que en realidad puede llevar a cabo por sí solo. Lo que busca es hacer responsable de sus actos a otra persona, o al contrario, puede suceder que rechace la ayuda e intente gestionarse solo, incluso en ocasiones donde sea necesario que alguien más le tienda una mano.

La mayoría de los dolores en los brazos están relacionados con la manera en la que se actúa en el momento presente, desde dónde tomas la decisión, qué te mueve a hacer diferentes cosas, etcétera. A mayor dolor, mayor indecisión para tomar un camino. Vives instalado en la queja del por qué te pasan cosas que no te gustan. En realidad, sirven para darte cuenta de que lo que te sucede no es algo de lo que tengas que preocuparte. Hay cientos de personas que tienen el panorama muy difícil y eso no los amedrenta, necesitas darte cuenta de por qué te encuentras en esta situación.

**Dolor de brazos:** Las personas que no expresan lo que sienten padecen dolor constantemente. Si el dolor es **moderado**, han intentado manifestar sus emociones, pero no conectan a profundidad con los demás. Si el dolor es **fuerte** significa que han bloqueado sus emociones y se convencen de que soportarán cualquier cosa sin abrir siquiera la boca. En el caso de que el dolor sea **insoportable**, les provoque rigidez, falta de movilidad e inflamación, es porque se han negado a recibir amor, a darlo y a ser parte del flujo natural de la vida. Esto afecta a otras áreas de su vida, y a su vez, ocasiona daños más severos que el dolor de brazos, como el dolor de sentirse solo, de perder las esperanzas, o de no encontrar la manera adecuada de expresar lo que piensa y siente. Ante tal circunstancia, lo más saludable es aceptar las cosas simples, lo que naturaleza brinda, contemplar un atardecer, disfrutar una caminata, gozar de la compañía de un buen amigo o de alguien a quien se le tenga afecto. No son las grandes cosas las que te ayudarán a equilibrarte, sino aquellas que encierran el secreto profundo de saber convivir con la naturaleza, contigo y con tu círculo más cercano.

**Piel de los brazos:** Si el problema está en la piel de los brazos, probablemente te encuentras en una encrucijada entre lo que estás haciendo y lo querías o debías hacer. Tal es el caso de Antonio, quien aceptó un trabajo en el que tenía que hacer solo unas entregas a la semana por un sueldo más que bien remunerado. Con el paso de los meses se dio cuenta de que el negocio era turbio, se preocupó en cantidad y empezó a temer por su vida. Sin embargo, no se atrevió a decirle nada a su familia, ya que los veía muy tranquilos y relajados después de que por más de un año él no había tenido empleo y ahora estaban en una situación diferente. Transcurrido un año, empezó a padecer eccema, ardor y dolor en la piel. Esto se agravó cuando le pidieron hacer entregas más peligrosas, siguió adelante, pero su piel estaba en carne viva, no había manera de encontrar alivio. Buscó la ayuda de los mejores dermatólogos pero no hubo diferencia en su estado de salud. Empezó a preguntarse desde cuándo se había presentado este síntoma, y coincidió con la fecha en la que se dio cuenta de que el negocio para el que trabajaba no era honorable ni seguro. Así siguió durante un tiempo, empeoró y tuvo poca mejoría con los tratamientos, hasta que se percató de que no podía trabajar en ese lugar o un día lo lamentaría. Él renunció a ese trabajo y afortunadamente consiguió otro; no obstante, en su hogar, una de sus hijas empezó a padecer algo similar en los brazos. Antonio sabía que ella estaba haciendo algo que no quería y que seguramente tampoco deseaba que en casa se enteraran, así que la siguió durante varios días hasta que descubrió que tenía novio y que era casado. Antonio, sabiendo lo que se avecinaba, se decidió a hablar con ella y a preguntarle qué le hacía sostener una relación con una persona que no podía ofrecerle lo que ella merecía, a lo que la chica contestó que no tenía idea de por qué aguantaba eso. Su padre le dijo que una vez que dejara a ese sujeto, ella tendría una mejoría casi inmediata y encontraría a una persona soltera que la amara y la respetara como ella lo merecía.

El remedio más efectivo para esto es no estar en situaciones que logren acabar con la paz mental y que impidan que se lleve a cabo el propósito del alma, ser coherente con tus pensamientos y acciones.

## Codo

Esta articulación une al brazo con el antebrazo. Como acabas de leer, es una articulación, lo que supone que un problema con el codo, o con ambos, tiene que ver con la flexibilidad, la manera en la que puedes, o no, abrirte paso. Recuerda que cuando levantas los codos te haces espacio entre la multitud, y cuando no los mueves sientes que no avanzas, que estás imposibilitado, que no eres suficiente, que no lograrás lo mínimo para tu supervivencia. Cuando tiendes a golpearte el codo constantemente, de inmediato sientes un dolor expansivo en todo el nervio, como si una corriente eléctrica te recorre. Sabes que algo está extendiéndose por todo el brazo, lo que significa que te encuentras en un periodo de resolución de problemas. Es inminente que tomes acción: si ya no deseas trabajar en ese lugar porque tienes rechazo a la autoridad, a las normas o a la filosofía que practican, es momento de que decidas si vas o no a permanecer ahí. Si te cuesta trabajo abrirte a nuevas ideas, proyectos, o a seguir adelante con una relación que hace mucho no te convence, pero la aceptas para no dar pie a que hablen de ti, es momento de que seas honesto, te sinceres frente al espejo y hagas lo correcto, de lo contrario vas a pasar por situaciones que te van a obligar a repetir una y mil veces la lección y eso te llevará toda una vida.

**Dolor de codo**: Este dolor está relacionado con la incapacidad para moverse o tomar decisiones. El dolor aumenta cuando sientes que tu espacio está en amenaza o que alguien está haciendo mal uso de él, y por tener el compromiso de aguantar a esa persona, no dices nada. Crees que al poner límites se agrandará el conflicto hasta llegar a un juzgado, o te encuentras en una relación que no puedes terminar por ahora. En caso de que sea esto último, necesitas guardar la calma y ser consciente de que no puedes permanecer así por mucho tiempo, de lo contrario el dolor empeorará y ni con analgésicos vas a mejorar.

Este dolor se esfuma cuando abres paso y no tienes miedo.

**Epicondilitis (codo de tenista)**: Es una inflamación que se da a nivel de la articulación. La inflamación del codo responde como mecanismo de defensa frente a lo nuevo, es decir, una resistencia al cambio hace que se hinche el tejido, que no se abran los brazos y por el dolor se mantengan cruzados, lo que bloquea completamente la entrada o salida de respuestas, soluciones, etcétera. Por esta razón, entre más se huye del cambio más se acentúa el dolor.

El tenista sufre este dolor por la actividad propia que realiza a través del deporte que practica. Sin embargo, cuando esto se experimenta sin deberla ni temerla, hay que preguntarse: ¿Tengo miedo a cambiar el rumbo por donde voy? ¿Siento que si cambio perderé el control? Así te será más fácil aceptar nuevas posibilidades que brinden a tu vida un horizonte lleno de oportunidades y no de obstáculos, como tú lo consideras con una visión corta y plagada de ideas antiguas y sin brillo. Pregúntate también: ¿Qué tan caprichoso soy? Si no se hace mi voluntad, ¿acepto la realidad? ¿A qué me niego? Esto te dirá dónde estás situado en tiempo y espacio en relación con los demás y cómo los percibes en relación a ti. Esto es un ejercicio para que ubiques el conflicto que hay en tu cabeza y la manera de arreglarlo.

**Epitrocleitis (codo de golfista):** Es un dolor que se experimenta en la cara interna del codo, sobre la epitróclea, por el constante y repetido uso de esta zona, lo que causa un proceso inflamatorio y puede ocasionar una rotura de tendón.

Como se mencionó en el caso de la epicondilitis, si no se practica el golf y se presenta este padecimiento, es porque no experimentas libertad, no estás haciendo lo que deseas, actúas en contra de tus sentimientos, consideras que no estás fluyendo al dar y recibir, o simplemente culpas a otras personas de no hacer, decir o expresar lo que deseas, cuando en realidad eres tú quien se está poniendo el pie y tropiezas con tus barreras y obstáculos mentales.

## Antebrazo

Es la parte del brazo que va desde el codo hasta la muñeca. Cuando sucede algo en esta parte del cuerpo es un aviso de que algo más fuerte está por ocurrir, es decir, un golpe en el antebrazo indica que no eres lo suficientemente flexible, no pones límites, eres demasiado confiado, o tal vez estás negándote a cumplir algún deseo porque lo consideras un capricho o algo ostentoso. Necesitas evaluar la relación que tienes contigo y cómo estimas lo que haces por tus propios méritos, eso te ayudará a poner las cosas sobre la mesa y darles solución antes de que el problema sea más grande y no sepas ni por dónde empezar, pues recuerda que cuando te golpeas o te duele el brazo lo primero que haces es doblarlo y sobarlo, llevarlo hacia ti para observar detenidamente qué pasó y darte cuenta de que se encuentra bien. Al doblar el brazo ves una parte de él que no verías si estuviera recto, lo que significa que debes acercarte al problema para verlo detenidamente y saber que estás viendo lo que es y no lo que te imaginas que puede ser. Date cuenta, a veces miras las cosas, pero no las observas, oyes, pero no escuchas, por ello es importante que tomes responsabilidad sobre las pequeñas cosas para que no se hagan grandes.

## Muñecas

La muñeca es la articulación encargada de unir los huesos cúbito y radio al carpo, lo que significa que es el nexo entre el antebrazo y la mano. Su función es realizar movimientos de extensión y flexión en el eje transversal y de inclinación radial y cubital, en el segundo eje.

Las patologías de la muñeca provocan disminución de la fuerza, falta de movilidad y dolor.

Al presentarse algún padecimiento en esta articulación que simboliza flexibilidad, movimiento y habilidad, es porque algo no se está haciendo con precisión, o bien, existe algún enojo en relación a la manera en la que llevas a cabo tu trabajo, tu vida personal, tus acciones o decisiones. Es probable que no te sientas diestro o que atravieses por un periodo de inseguridad y esto aumente la crítica y el juicio hacia tu persona. Por esta razón te vuelves implacable, consideras que tú no deberías cometer errores, eso solo va a mostrar lo rígido que eres y la falta de consideración que te tienes te, por lo que es conveniente que seas más flexible, que te veas con amor y que no seas un juez de hierro que a diario emite sentencias de negación y severidad frente a cada una de tus acciones. Por otra parte, esto también indica que quieres que tus semejantes te den gusto y hagan tu voluntad, o que deseas que la realidad sea como tú consideras sin importar que sea a la fuerza, para ti es un deseo. Recuerda que entre más voluntarioso seas, más dolor se manifestará en tus muñecas.

## Manos

Es la parte del cuerpo humano que está unida a la extremidad del antebrazo, va desde la muñeca hasta la punta de los dedos.

Cuando se presenta una lesión en la mano hay que preguntarse: ¿Me cuesta trabajo dar?, ¿me cuesta trabajo recibir?, ¿sé tomar lo que es mío?, ¿doy a diestra y siniestra?, ¿doy para que me den?, ¿no recibo porque eso me compromete a dar?, ¿soy digno de recibir, pero no de dar?, ¿siempre doy con intereses ocultos? Seguramente estas preguntas te pueden confrontar, pero es cierto que en tus manos se refleja lo inmediato, aquello con lo que se tiene contacto, lo que se toca. Por esta razón es que en las manos se ve el porvenir, es un mapa perfecto del trayecto físico, mental y emocional de una persona, ahí se queda grabada toda la información de lo que ha sido su trayectoria desde que apareció por primera vez en el universo hasta el día de hoy. No solo se ve lo que ha hecho con el vehículo existente que lo transporta, ya que, quien verdaderamente sepa interpretar su energía, podrá leer sus registros akáshicos, pasado, presente, futuro y, con muy buena suerte, vidas anteriores.

Cuando no se puede mover una mano se experimenta frustración y enojo, ya que eso implica depender de alguien más y evidencia una situación de impotencia.

La amputación o lesión de un dedo representa problemas vinculados con miembros de la familia, y dependiendo del estado en que se encuentra, es el problema que se tiene.

**Dedos largos**: Son característicos de una persona que sabe mantener la distancia, comunicar con toda propiedad y utilizar la diplomacia, por ello no sueltan prenda nunca y saben perfectamente cómo comportarse. Nunca sabrás lo que verdaderamente hay dentro de ellos, se saben manejar en casi todas las formas posibles de conflictos y salen airosos, por ello siempre logran hacerse escuchar, notar y apreciar sin siquiera levantar un dedo.

**Dedos cortos**: Estas personas son habilidosas, saben salirse por la tangente, sexualmente son apreciados más que amados, debes tener cuidado con lo que dicen, porque pueden convencerte de lo que ellos quieran, aunque a veces usan su encanto solo para eso.

**Dedos con artritis**: La artritis es producto de una deficiencia de amor, manifestar en los dedos esta condición es una señal de que esta persona desea profundamente que la aprecien, que reconozcan su valía. A mayor deformación más necesidad de que se den cuenta de que existe. Este desamor aparece en algunas etapas de la vida, entre las más importantes: durante la gestación, al dar a luz, durante la infancia, al entrar a la adolescencia, y al momento de construir una relación de pareja, amistad o laboral y sentirse relegado. Esto da lugar a una vida gris donde se sufre por depositar en los otros sus expectativas, mismas de las que se deben despedir y seguir adelante para encontrar alivio en su padecimiento, de lo contrario solo empeorará.

## UÑAS

Hoy en día existe toda una cultura en relación a las uñas. Hay muchas formas de arreglarlas para que luzcan bien, pero el hecho de ponerles acrílico, esmalte u otros adornos no significa que su estado va a cambiar, incluso esto las puede debilitar y dar origen a padecimientos o, en algunos casos, al ocultamiento de los mismos.

Las uñas en el hombre sirven principalmente para **proteger** las puntas de los dedos de lesiones; una uña fuerte y en buen estado representa la buena salud de una persona, en caso de que presente algún síntoma es porque existe un desequilibrio.

**Morderse las uñas**: Las garras de un animal son lo que las uñas al ser humano, se utilizan para defenderse frente a un ataque. Como la razón de su existencia es proteger la punta de los dedos, ¿qué sentido tiene morderlas? Imagina a un animal desgarrándose, ¿por qué lo haría? En el caso de las águilas lo hacen a los cuarenta años porque sus garras se encuentran muy largas y les es casi imposible tomar a sus presas con las mismas, por lo que fallan constantemente y no consiguen alimentarse como usualmente lo hacen. Así, el águila sabe que para no morir necesita renovarse y vive un doloroso proceso. Vuela hasta un lugar muy alto donde permanece en un nido ciento cincuenta días para arrancarse el pico. Cuando le salga uno nuevo arrancará con éste cada una de sus garras. Cuando éstas crezcan, se quitará con ellas cada pluma envejecida, dándose la oportunidad de vivir treinta años más. En las águilas es entendible que lo hagan por lo que significa; sin embargo, para los seres humanos es distinto. Morderse las uñas es una manera de reprimir la ira, coraje o agresividad que se siente, por eso se muerde, se desgarra y se jala con los dientes esas emociones guardadas. También es sinónimo de falta de autoestima y confianza, inseguridad frente a la toma de decisiones, estados que manifiestan constante angustia, nerviosismo y ansiedad, Mientras no se alcance un estado de paz no parará de comerse las uñas. Si bien es cierto que es una autoagresión, un autocastigo que al no infringirse a otro se lo aplica a uno mismo.

**Niños que se muerden las uñas**: Se sienten amenazados o desvalorizados por un adulto, a veces son niños reprimidos y sobreprotegidos, cuyos padres no les permiten desenvolverse con total libertad; por este motivo sienten frustración al no ser independientes y, al mismo tiempo, se limita su capacidad para poner en práctica sus habilidades y creatividad, aunque la mayoría de las veces también lo hacen por temor a ser castigados y se castigan antes que alguien más lo haga.

**Uñas encarnadas**: Es raro que esto suceda en las manos, es más común en los pies, pero cuando sucede en las manos es porque esta persona está muy conflictuada por algo que desde hace tiempo, es decir, sabe que ese empleo no le trae beneficio alguno, pero no toma la decisión de renunciar, o sabe que tiene que poner alto a un abuso familiar y sigue permitiendo que esto se perpetre y suceda tantas veces como sea posible. La persona al saber que no pondrá un punto final a esa situación, la uña comienza a replegarse sobre sí misma hasta causarle malestar.

## COCCÍGEAS

El coxis es un hueso al que se le conoce por ser la última pieza de la columna vertebral. También están formadas por vértebras, pero a diferencia de todas las demás, éstas están fusionadas y forman una estructura ósea unida por completo.

Los dolores en esta área son muy agudos, sobre todo después de permanecer mucho tiempo sentado. Es cierto que si se hacen algunos ejercicios después de cada jornada eso aliviará el dolor. No obstante, si es obligatorio que una persona permanezca sentada, ya sea por su trabajo o por cualquier otra cosa, es de vital importancia que vaya a fisioterapia o al quiropráctico para aliviar el malestar y también para corregir la postura. Ahora bien, si el dolor es tan fuerte que es digno de hacerle soltar algunas lágrimas, se ha llegado a un punto en el que ese individuo teme no ser autosuficiente económicamente. Su mente le lleva todo el tiempo a crear historias en un futuro desolador que le hace padecer. Aun cuando su situación sea decorosa, el miedo a perder lo que tiene le puede jugar una mala pasada, y eso le hará vivir constantemente en vilo, sin tomar una pausa. Otra cosa que les ocurre a estas personas es la incesante culpa que les genera descansar cinco minutos o tener un día de asueto, lo consideran una pérdida de tiempo y a la misma vez, un impedimento para producir más. Algunos de los casos en los que este dolor se agudiza es cuando el individuo tiene una buena experiencia, la pasa bien, es recompensado en su trabajo o en cualquier empresa que haya participado y, al contrario de sentirse honrado, siente que eso no es justo, que debería compartirlo con su familia, amigos, o con aquellas personas cercanas que no la pasan tan bien. En cierto sentido, es una especie de sabotaje en el que no puede sentir plenitud por el hecho de considerar que esto también debería de sucederle a sus amigos y familiares, por tal razón, cuando le llega lo bueno no es capaz de disfrutarlo porque quiere hacerlo extensivo. Eso no tiene nada de malo, pero siempre buscará la forma de no disfrutar aquello que le acerca al gozo y a la felicidad, motivo por el cual vive en conflicto. Debería de preguntarse si lo que necesita es descansar de los estándares que se impone, de esa manera en la que se vuelve implacable cuando siente que pierde el control o considera que está amenazada su supervivencia.

Esta parte del cuerpo está íntimamente relacionada con el primer chakra, por eso no sería raro que su vida sexual sea casi nula o se sienta insatisfecho al mismo tiempo que experimente algún desorden relacionado con los órganos sexuales, temas concernientes a las necesidades básicas o al modo en el que se manifiestan en su vida y le afectan en el día a día.

Quien ha pasado por este dolor siempre tiene un pretexto para no soltar sus cargas, las lleva a todas partes, cree que si pide ayuda se sentará en sus laureles y no dejará de depender de los demás. En lo más profundo de su ser desearían tener a una persona con la cual pudieran tener la confianza suficiente para contarle sus penas, decirle sus secretos, y sobre todo, de que no los juzguen por necesitar ayuda o pedirla. Esta persona necesita dejar atrás esa idea de que solicitar que le den una mano sea símbolo de debilidad o flaqueza. Por el contrario, es una muestra de madurez y reconocimiento de sus fuerzas y debilidades, en tanto reconozca que todos necesitan de todos y que es válido de vez en cuando sentirse falible, encontrará tranquilidad al saber que cuando se tiene confianza plena, la ayuda llega en el momento justo y bajo las circunstancias idóneas.

**Las crisis de dolor** pueden suceder de dos a tres veces por semana y la única manera de que paren es escribiendo lo que más le molesta en ese momento en su vida. Si el dolor aumenta, preguntarse con qué y con quién se relaciona. Una vez que se tiene el nombre de la persona o evento, el dolor mágicamente cede.

**Fractura de coxis:** Es cierto que esta parte puede soldar de manera casi perfecta, lo que ayuda es el reposo y los cuidados. No obstante, cuando se llega a sufrir este accidente es porque lo dicho anteriormente se recrudeció de tal forma que no hubo manera de que el dolor fuera un aviso suficiente para que el individuo corrigiera aquello que sabía que era necesario y no pudo o, más bien, no quiso cambiar. Solo con un dolor tan fuerte como el de una fractura podría reconsiderar hacer una reestructura en los ámbitos que en su vida se encuentran en desbalance.

# Pelvis

La pelvis es un punto energético muy poderoso donde se logra el equilibrio entre la parte superior y la parte posterior del cuerpo, ahí se concentra la energía sexual y vital del hombre. Cuando se presentan síntomas en esta área, se relacionan con la pérdida de las ganas de vivir, ya sea por haber experimentado traiciones, desilusiones, y la frustración de planes concernientes a formar una familia o la desunión de la misma. Se dice también, que esta zona es sensible a toda mentira, es decir, si un individuo vive de manera diferente a sus costumbres, creencias o sistema de valores, pasará por un desenraizamiento y desconexión con el entorno, lo que traerá como consecuencia desubicación, falta de propósito y una fuerte depresión por no encontrar dirección y sentido. En consecuencia, necesita despabilarse, salir y buscar nuevos proyectos, hacer frente a las circunstancias y sobre todo conectar con las necesidades primordiales para satisfacerlas en la medida de lo posible y seguir adelante. Esto último solo se logrará cuando el miedo sea desterrado de la mente, de ese modo el cuerpo podrá experimentar alivio.

## Muslos

Es la parte de la pierna que va de la cadera hasta la rodilla, y se le conoce también como la región femoral.

Los problemas en los muslos expresan el lugar hacia donde se quiere llegar y la gran cantidad de obstáculos que pones para lograr tu cometido. Necesitas preguntarte: ¿Por qué dudo cuando estoy a punto de lograr lo que deseo?, ¿por qué no disfruto lo que hago?, ¿si logro lo que quiero alguien se molestará conmigo?, ¿por qué reprimo mi creatividad?, ¿me avergüenzo de mis deseos?, ¿me considero infantil y poco maduro para divertirme haciendo mi trabajo? Una vez que des respuestas a estas interrogantes, te darás cuenta de cómo actúas frente a cada uno de tus sueños, anhelos y necesidades.

**Dolor en el muslo:** Te encuentras en modo vuelo, no sale ningún mensaje de ti, aun cuando necesitas comunicarte. Te has puesto un estándar muy alto de no dejar que ninguna emoción te atraviese, y por esa razón te encuentras paralizado, no deseas que nadie sepa qué sucede en tu cuerpo, mente y espíritu. Al caminar aprietas el muslo para contenerte y eso causa rigidez, misma que provoca dolor. Si llevas esto al extremo, los calambres no se harán esperar. Recuerda que todo ser humano es falible, y en la medida que seas capaz de aceptar que no eres perfecto, el dolor va a disminuir y liberarás la tensión que estás ejerciendo sobre ti.

**Muslos prominentes o desproporcionados:** Urge cambiar tu núcleo de creencias, éstas han interrumpido tu crecimiento mental y espiritual. Por estar tan cerca del chakra base, se presume un bloqueo en tu energía sexual, por esta causa experimentas resistencia al cambio, te aferras a lo que no es viable, no quieres perder el control, utilizas la información por y para tu beneficio y eres incapaz de aceptar que ofendiste, lastimaste o agrediste a otra persona. Consideras que es mejor borrón y cuenta nueva en lugar de asumir la consabida responsabilidad que pesa sobre ti. Experimentas constantemente una sensación de no saber qué rumbo tomar o cuál es el propósito de tu existencia. En consecuencia, la mayor parte del tiempo rompes con lo establecido, eres el eterno rebelde, pero no aquel que va a revolucionar al mundo con sus grandes ideas, sino aquel que hace lo que molesta a otros o que va en contra del flujo natural. No te será fácil asumir que un superior te dé órdenes, eso te causa conflicto y te hace sentir en una posición muy frágil. Cada vez que sea posible encontrarás fallas en esta persona y eso te hará sentir que llevas la delantera y que eres más diestro.

## Las Rodillas

Cuando hay dolor en las rodillas hay que empezar por doblegar el orgullo, así de sencillo. Los dolores en las rodillas se deben a varias razones: sobrepeso, prácticas de ejercicio físico realizado de manera inadecuada, trastornos crónico degenerativos, fracturas de meniscos o rótula, ligamentos cruzados como ruptura de los mismos o contusiones imprevistas. Todos estos padecimientos que aquejan a esta articulación suponen indigestión con los eventos de su pasado con los que tienen que trabajar en cantidad para asimilarlos. Se dice que quien llega a necesitar una operación en esta parte del cuerpo es porque en definitiva agotó toda su capacidad de cargar ese peso y éste le venció, o sea, le hizo imposible seguir sosteniéndose en esa posición. El dolor de seguir adelante sin ayuda es sinónimo de no querer recibir o de no saber cómo hacerlo. Necesitan sentir que las personas que les rodean verdaderamente las quieren, que no les están engañando, ya han pasado por muchas situaciones que les hacen pensar que el cariño no es verdadero. Siempre han luchado por tener el afecto de los más cercanos y se rehúsan a creer que pueden ser receptoras de un amor puro. Aunque tienen sus razones, en el pasado se encuentra la bitácora de sus malas experiencias, por lo que se sugiere que después de hacer todo lo necesario para aliviar de manera física esta articulación, se empiece una terapia que permita arreglar esos temas para vivir en el presente sin el miedo de antes. Las frases preferidas de estas personas son:

"Yo te lo dije mucho antes de que sucediera".

"Yo lo sabía".

"Yo pienso que...".

"A mí no me engañas".

"Sucedió tal y como yo te lo dije".

En definitiva, aunque sienten que nadie los quiere, les urge deshacerse de su ego. Tienen el Yo muy desarrollado, les encanta hacerles saber a los demás que ellos son muy inteligentes, aunque solo es el reflejo de cómo ellos se ven, pero no se asumen, es decir, saben que son aptos, pero a veces no se lo creen. Decir "yo, yo, yo" es una manera de recordar de lo que son capaces y que no han puesto en práctica, tal vez por falta de autoestima. Se les hace fácil decir quiénes son, pero no muestran lo que son, por eso una de sus búsquedas constantes es encontrar su propósito de vida, desearían que alguien llegara y se los dijera para así evitarse la fatiga de seguir preguntándose a qué vinieron o cuál este propósito.

## Ligamentos

Los problemas en esta parte del cuerpo se relacionan con el miedo a no ser tomado en cuenta, pasar desapercibido, volverse gris o simplemente a no conseguir que sus proyectos se materialicen. Tiene que ver con la elasticidad que se tiene para aceptar lo que va sucediendo en la vida, la manera en cómo lo tomamos y la solución que se le da. Es momento de liberarse de las creencias erróneas y dejar de pensar en cosas que no han tomado lugar o están lejos de suceder.

Centrarse en el presente es la solución.

## Meniscos

Si tienes dolor en la rodilla producto de un problema en los meniscos, responde estas preguntas: ¿Me causa conflicto recibir órdenes de mis superiores (padre, jefe, hermano)?, ¿estoy harto de cargar con problemas familiares que no me corresponden?, ¿reacciono negativamente cuando me dicen lo que tengo que hacer?, ¿soy sabio en mi propia opinión? La lista de preguntas crece, sobre todo cuando hay un problema en la **rótula** debes preguntarte: ¿He dado más de lo que considero necesario y mi familia o jefe no lo toman en cuenta?, ¿sé de qué manera soltar sin sentir culpa?, ¿he asumido el papel de mi padre y me he convertido en el marido de mi madre o en el padre de mis hermanos? **La inflamación** de la rodilla sin causa aparente se relaciona con la necesidad de expresar la ira, pero te contienes y lo único que te pone freno es el dolor que te lleva a la reflexión una vez que cede. Cuando tienes un dolor que te acompaña día y noche en la parte posterior de la rodilla es necesario que te bajes de tu corcel, aceptes que eres un ser humano falible y seas humilde, ha llegado la hora de darte cuenta de que no todo se trata de ti; ahora, si el dolor es en la cara posterior necesitas ser condescendiente y saber que hay responsabilidades que debes compartir. Por ejemplo, si compartes vivienda con familiares, no llegues y abras el refrigerador como si tú lo llenarás por completo, pregunta cuánto es el gasto mensual y da la cantidad que corresponda a la fracción que a ti te toca, o bien, ofrécete a realizar actividades que distribuyan de manera equitativa el peso de la responsabilidad. Eso te dará más satisfacción y aprenderás a fluir y no a hacer las cosas en contra de tu voluntad, al final de cuentas tú vives ahí y es la manera de que vivas en santa paz.

## Pierna

Es el tercer segmento del miembro inferior, que comprende desde el muslo al pie. Todo lo relacionado a las piernas tiene que ver con movimiento, a dónde se dirige una persona: ¿De dónde viene?, ¿qué camino habrá de seguir?, ¿cuál será la trayectoria por la que se va a desplazar? Indica también el cambio de lugar, de opinión, y no solo eso, también la forma en la que puede llegar a retroceder.

**Piernas largas:** Son señal de dos cosas. La primera: tu mente es brillante, siempre encuentras una solución, muestras destreza para lograr objetivos y tienes una actitud positiva; ves todo con perspectiva y sabes cómo guardar silencio, prestar ayuda y no juzgar. La segunda señal habla de alguien que depende del cariño o validación de los demás, por lo que ambas cosas son polaridades en las que se debe encontrar el equilibrio.

**Piernas cortas:** Deseas hacer algo más para agradar a otras personas, validar las expectativas de tus padres o de tus familiares. Dificultad para las relaciones personales, inseguridad y cambio repentino en tu estado de ánimo.

**Piernas delgadas:** Falta de fuerza, pérdida de fe en algunos casos, ya sea en sí mismo o en las creencias que tenía. Dificultad para decidir qué camino tomar o titubear una vez que ya se ha elegido. Lo mejor en este caso es tomar una pausa y después continuar con mente clara y paso firme.

**Piernas gruesas:** Hay un apego desmedido a los viejos paradigmas, dificultad para reconocer sus errores, por lo que no acepta que otras personas tengan razón sobre un tema en particular. Es difícil que se mueva de su posición, por lo tanto, estas piernas son dos troncos con raíces firmes, pero con conceptos que ya no caben en el momento presente.

**Piernas arqueadas:** El individuo desea tomar una decisión, sin embargo, su cabeza dice una cosa y el corazón otra. Hay una lucha entre el deber ser y lo que se desea hacer, por ello, estas personas necesitan trabajar el doble a la hora de empezar un proyecto para ser lo más objetivos posible y no dejarse llevar por las emociones. Este sujeto tiene un gran reto: enderezar su camino a pesar de que sus piernas se contrapongan a ello.

**Calambres en la pantorrilla:** Un calambre es una contracción muy dolorosa e involuntaria que se produce en este músculo, ya sea por deshidratación, exceso de ejercicio o falta de potasio. Significa que el miedo a no lograr tus propósitos ha sobrepasado tu capacidad de llevarlos a cabo y estás en un periodo de duda en el que consideras que sería inútil luchar por alcanzarlos. Aunque, deseas hacerlo, no te sientes con la fuerza de lograrlo y el calambre viene cuando te aferras a esa idea, sin ánimos de realizarla. Una vez que te relajes dejará de sucederte.

## Tobillo

Los problemas más comunes de tobillo son fracturas, esguinces, torceduras o lesiones en los ligamentos. Las fracturas tardan entre cuarenta y cinco y sesenta días para sanar; los esguinces tardan de tres a seis meses dependiendo de su gravedad.

Cuando se presentan problemas en los tobillos, están ligados a la figura materna y la relación que se ha afincado con ella, a la inseguridad de una persona para tomar una decisión. Ocurren preguntas como: ¿Estaré yendo por buen camino?, ¿si sigo por esta ruta llegaré a donde me lo propongo?, ¿siento que doy pasos en falso?, ¿no sé hacia donde dirigirme?, ¿no puedo decidir el rumbo de mi vida? Si estas preguntas resuenan con lo que siempre te cuestionas, es necesario hacer un alto e indagar qué estás haciendo con tu vida, cuál es el curso que debe tomar. Ahora bien, es cierto que las lesiones más dolorosas y complicadas, como los esguinces o las fracturas, tienen que ver con temas específicos.

Por ejemplo, una **inflamación de tobillo** se relaciona con el hecho de vivir con una madre castrante, que siempre observa tus movimientos. Lo más probable es que seas adulto y sigas viviendo con ella, o que hayas salido de casa un día y al no darse las circunstancias como las tenías contempladas, hayas tenido que regresar y ajustarte a sus reglas y forma de vivir. Si es así, te urge encontrar un lugar en dónde ser tú. En caso de que no vivas con ella, recuerda qué cosas suceden en este momento que reviven lo que te sucedió en la infancia o cualquier otro periodo de tu existencia donde ella fue sobreprotectora. Alguien más puede haber fungido como tu figura materna: tu abuela, una tía, hermana, nana o cualquier otra persona con quien te hayas sentido identificado. Por esta razón, el dolor se identifica en la **parte frontal.** En este caso, lo mejor que puedes hacer para sanar el rencor es perdonar y despedirte de las expectativas que tenías de tu madre. Ya eres un adulto y necesitas, por salud, soltar esa carga.

Si **la parte afectada es la interna** de uno o ambos lados, puede ser por varias razones. En la infancia, tu madre se separó temporalmente de ti: murió, se enfermó, o simplemente te abandonó, y esto te generó un sentimiento de pérdida, lo que ocasionó que sintieras inseguridad constantemente. También es posible que te haya educado una madre adoptiva o que alguien de tu familia se hiciera pasar por tu progenitora, lo cual indica que si no sana el tobillo debes hurgar en la historia familiar que te antecede, ya que, en lo más profundo de este padecimiento, puede reposar un oscuro secreto que te haya sido ocultado para no lastimarte, quizás porque en ese momento no era pertinente que lo supieras, pero ahora estás capacitado para dar la cara a cualquier cosa que empañe tu visión y también tu felicidad. **La parte externa** del tobillo está ligada a las separaciones dolorosas y necesarias de la madre. Esto puede ocurrir a distintas edades y por causas que en ese momento se justificaron. Una enfermedad impide que una madre cuide a su hijo y por eso se separan, o bien una madre se vuelve intolerante y no acepta que su hijo necesita espacio, y éste busca su autonomía a muchos kilómetros de distancia.

Cuando los tobillos se expresan debes decidir sobre lo que es necesario realizar, tu opinión sobre ti no puede seguir a expensas de miedos infundados y pensamientos hostiles que tú fabricas para seguir evadiendo la acción y tomar en serio tu responsabilidad, que a fin de cuentas no te llevará a otra cosa más que a ser una persona confiada y segura de ti misma, y eso ya es más que suficiente.

## Pie

Es una extremidad de las piernas formada por una estructura de huesos, articulaciones y músculos. Gracias a los pies un individuo se mantiene parado y realiza la función de caminar.

Los pies se dividen en zonas longitudinales y horizontales, son un espejo de todo el cuerpo. Los ortejos (dedos) de los pies están ligados a la cabeza, la porción superior con el tórax y los pulmones, el aparato digestivo se ubica en la zona del arco, y pelvis y espalda baja en el talón.

El pie es el que hace conexión con la Tierra y establece un vínculo con ella desde una visión global. Es la manera en la que cada ser humano se planta en el mundo, la dirección que toma, los objetivos que se propone y la manera en la que afronta los posibles contratiempos. También es la forma en la que cada ser humano se relaciona con su madre y con su padre, con sus arraigos y el modo en el que concibe su sostén. Por esta razón, cuando hay problemas en los pies, deben atenderse algunos puntos.

Por ejemplo, si hay **dolor de pies**: ¿Cómo estoy parado frente a la situación que vivo?, ¿tomo las decisiones con los pies en la tierra?, ¿tengo miedo de dar un mal paso?, ¿no sé en qué momento parar cuando ya inicie el camino?, ¿temo que si paro no pueda reanudar?, ¿una vez que tomé esa dirección me di cuenta de que no era para mí?, ¿voy por un rumbo errado y no quiero dar marcha atrás?; los desplazamientos que un individuo realiza en su vida son los que le permiten alcanzar, o no, sus objetivos, y de eso depende que logre su estabilidad. La manera en la que una persona se planta en la tierra determina el resultado de sus acciones.

Los pies evidencian todo problema que nos impida seguir adelante: tomar un camino, avanzar, saber cuándo detenerse y cuándo seguir adelante o qué dirección tomar. Si el **dolor de pies** impide retomar el camino, hay que hacer un alto y replantearse el rumbo.

**Callosidades**: Dependiendo del lugar donde se encuentran cambia la interpretación, pero éstas se presentan cuando una persona es obsesiva en diferentes temas, cuando insiste en hacer algo que no le compete ni le deje algún beneficio. Por esta razón su piel crea una protección, es decir, una capa dura que cubre la piel blanda, lo que significa que necesita dejar de insistir sobre algo que no le traerá beneficio, vive preocupándose por cosas que tienen solución, pero las ve como monstruos descomunales que le impiden confiar en sí mismo y dar el paso hacia delante.

**Pie plano**: Cuando una persona tiene pies planos es porque los arcos no se desarrollaron, por lo tanto, pueden doler los talones y el arco. Si se corrige con plantillas, el sujeto superará las adversidades de la vida y siempre tendrá una postura positiva o estoica frente a cualquier circunstancia que se presente. Si aún con ortesis no logra que se le forme el arco, esa persona tendrá que luchar con su carácter e ideas preconcebidas que no le permitirán hacer cambios fácilmente, y sus viejos patrones estarán acompañándolo como fantasmas. Ahora bien, si ese individuo nunca usó plantillas, entonces será un reto para sí mismo terminar lo que empiece, dominar su mente y sobreponerse a todo aquello que implique un reto para su constante necesidad de validación.

**Pie equinovaro**: Este pie se caracteriza porque parece estar al revés y no presenta ninguna molestia. Esta persona enfrenta dificultad para tomar decisiones, teme el rechazo y necesita trabajar arduamente su autoestima, por esta razón siempre busca la opinión de los demás para decidir entre una cosa u otra. Cabe mencionar que no siempre se dan cuenta de la resistencia que tienen a hacer las cosas como la mayoría de la gente, ya que si no es a su manera, no lo harán convencidos o de buena gana.

Si reciben tratamiento ortopédico cambiarán muchos de sus patrones negativos y eso les llevará varios años, pero valdrá la pena, de lo contrario pelearan constantemente con las reglas que la sociedad impone y que en todo caso son las que permiten la sana convivencia con sus semejantes.

**Pie de atleta**: Este padecimiento se caracteriza por la presencia de hongos que causan una erupción entre los dedos del pie, es indolora y en algunos casos llega a presentarse con mal olor. Quien lo padece está sometido a una constante presión por agradar a los demás para entrar en su círculo o para ser reconocido entre ellos, vive pendiente de lo que otros digan o piensen de él, por consiguiente, sufre constantemente muchas decepciones que le impiden mantenerse seguro de lo que hace y, al mismo tiempo, sufre porque nadie cubre sus expectativas, que cada vez son más altas, pues pone en los demás su felicidad.

La mejor manera de sanar es aceptarte como eres y vivir el día a día como si fuera el último, plena y conscientemente.

## Dedos

Los dedos guardan una relación muy cercana con las figuras de autoridad en la vida de una persona, por tal razón, **si sufres una fractura** en ellos es porque tienes miedo de avanzar o caminar hacia el futuro, de que tu zona de confort se vea afectada o simplemente no te ves asumiendo responsabilidades que no conoces y eso te aterra. Ahora bien, cuando **los dedos son cortos** sientes que no puedes lograr tus objetivos y que nadie te ayudará en el camino, tiendes a deprimirte fácilmente y no te crees capaz de resolverlo. Cuando el **primer ortejo** (dedo gordo) es muy grande y no corresponde a los demás, debes cuidar mucho tu forma de expresarte y no descalificar a tus semejantes, no dejar que tu ego se infle a la menor provocación. Si tienes **juanetes** hay que evaluar en qué momento dejaste de hacer las cosas por ti y permitiste que alguien más tomará las riendas de tu vida, o bien, dejó de importarte el "cómo" resolver tus asuntos. Por esta razón, estás deprimido, triste o indiferente, y eso no ayuda a que el dolor del juanete ceda o a que la deformación que provoca no siga adelante y cese.

En general, cuando hay problemas en los dedos es porque el individuo tiene tanto miedo a encontrarse con su futuro que bloquea su camino y se ve imposibilitado para avanzar en el momento que le ocurre un accidente. Así, está más que justificado que se detenga, y al no avanzar tendrá que esperar a que alguien le ayude. En el mejor de los casos, solo será un impedimento para que tome su responsabilidad al 100%. Se recomienda tomar decisiones, aun cuando sean erradas, ya que es cierto que los errores son los mejores maestros.

## SISTEMA ENDOCRINO Y CIRCULATORIO, ABARCAN LAS CUATRO ESFERAS ENERGÉTICAS

Existe una estrecha relación entre el sistema endocrino y el circulatorio, ya que el primero es el encargado de llevar las sustancias para que las glándulas endocrinas sinteticen las hormonas que serán llevadas y liberadas por el sistema circulatorio hasta las células. El segundo es el encargado de transportar la sangre por todo el cuerpo; a través de ella los tejidos reciben oxígeno y nutrientes.

### SISTEMA CIRCULATORIO

Cualquier síntoma o enfermedad relacionada con el sistema circulatorio (sangre), denota que esa persona no es feliz, ha perdido la alegría de vivir y eso le ocasiona que la sangre no transite libremente por todo el cuerpo para llevar sus beneficios. De ahí pueden surgir muchos padecimientos que indiquen que ese individuo necesita darle movilidad a sus pensamientos, ya que su mente se quedó fija. La sangre es la energía del amor, ya que es bombeada desde el corazón e irriga a todas las células del cuerpo. En el momento que la circulación es deficiente hay que preguntarle al corazón: ¿Qué rompió su conexión con el amor?, emocionalmente ¿qué daño sufrió que decidió detener su camino?, ¿tiene tanto dolor que se contiene y aguanta las emociones para evitar nuevas heridas?, ¿o hace lo contrario y dramatiza y adopta la posición de víctima para recibir atención?, ¿se toma todo personal y cree que deben tratarle con pinzas? La sangre es la que puede conectar al ser humano con su visión de percibir el mundo, y de eso depende si este líquido fluye libremente o no. Justamente aquí empiezan los temas de **mala circulación**, que pueden afectar a las piernas y a las manos. Las piernas se asocian con la dirección hacia la que va el individuo y las manos con las emociones de éste. En el caso de presentar **várices** en las piernas, pregúntate: ¿El camino hacia el que me dirijo es el indicado?, ¿la ruta que tracé tiene muchos obstáculos?, ¿mis emociones las puedo expresar libremente?, ¿me amo y estoy abierto a recibir el amor de mis semejantes?

La sangre tiene varios componentes, entre ellos una sustancia líquida llamada plasma, donde se encuentran los elementos figurados que son: los glóbulos rojos que llevan el oxígeno a todas las células del organismo y los glóbulos blancos que contienen a los linfocitos que transportan a los anticuerpos. Un problema con los **glóbulos blancos** sugiere dos cosas: cuando los hay **en exceso** es porque la persona tiene ira reprimida y necesita trabajar los sentimientos que le han llevado a ese estado y dejar de sentir que todo es difícil y tiene que desgastarse para probar su valía. En el caso contrario, cuando le hacen falta, indica que no tiene fuerza para solventar sus propias decisiones, se siente indefenso frente a los demás y cree que todo el mundo la trae en su contra. Se recomienda hacer frente a las situaciones que se presentan diariamente y tomar responsabilidad.

Cuando aumenta considerablemente el número de glóbulos blancos y disminuye la cantidad de glóbulos rojos se presenta la **leucemia**, conocida también como cáncer en la sangre. El conflicto emocional que enfrenta este individuo puede ser una profunda tristeza por sentirse incapaz de evitar el sufrimiento de otras personas, por no cambiar los esquemas de abuso y maltrato que prevalecen en la sociedad. Siente que en este plano no realizará su propósito, pues considera que hay muchos impedimentos para llevarlos a cabo, y por todo esto quisiera desocupar su cuerpo físico. Es cierto también que esta enfermedad es una muestra de que esa persona no se ama, no se tiene ni un poquito de cariño ni tolerancia, se vuelve en su contra y lucha por no sentir. La manera en la que combate este estado es haciendo la paz consigo y aceptando el reto que tiene en la Tierra.

Cuando los **glóbulos rojos** no son suficientes es porque hay una concentración muy baja de hemoglobina en la sangre, lo que puede provocar **anemia,** misma que se presenta acompañada de debilidad, agotamiento, disnea, palpitaciones y taquicardia. Esto provoca cambios intempestivos en el carácter del individuo, que van desde la tristeza a la irritabilidad. La causa emocional de la anemia es por no sentirse parte del clan, es decir, la familia de esa persona nunca la ha valorado, la ven como "el patito feo" y por consiguiente, hay una falta de seguridad en sí mismo, no se siente "parte de", por este motivo se percibe fuera. En esencia, la convivencia no es buena a nivel familiar y ocurren eventos desagradables cuando se reúnen, es decir, no hay manera de que las cosas terminen bien después de convivir. En el caso de que la producción de glóbulos rojos sea desmedida, se llama **policitemia vera,** que es una enfermedad degenerativa mieloproliferativa crónica que ocasiona el espesamiento de la sangre, que puede generar trombosis, lo que significa que este individuo no depuró sus emociones, pensamientos y sentimientos negativos. Su vida se volvió sórdida, fría y sin sentido, por ello, no sabe cómo salir de las situaciones que le generan conflicto y angustia, se ve perdido frente a ello y se queda sin capacidad para fluir por la vida. Ahora bien, cuando se coagula la sangre se presenta una **trombosis** en una arteria, vena, o cavidad cardiaca, lo que presume un impedimento para que la parte del cuerpo afectada responda. Los temas que se evidencian con este padecimiento son de índole familiar, por ejemplo:

Ana María, padeció trombosis cuando enfrentó la pérdida de su hijo pequeño, en ese momento se sintió sola, desvalorizada, algo le impedía reintegrarse a la sociedad, así que estuvo hospitalizada. Sin embargo, no mejoraba, después de la muerte del pequeño ella sintió que algo había pasado en relación con este deceso, pero no sabía qué. Lo único que recuerda es que su esposo le dijo que el niño cayó de la cuna y que lo había encontrado sin vida en el piso. Una tarde su esposo llegó a verla al hospital, él pensó que estaba inconsciente y le dijo que se había metido a bañar y lo escuchó llorar, pero no se salió de la regadera, y cuando al fin lo hizo, el niño yacía fuera de la cuna totalmente inerte y que no podía con esa culpa. Días después Ana María despertó, creyendo que había sido un sueño. No obstante, posteriormente, su esposo le confirmó que él le dijo todo eso cuando ella "dormía". Ana María se dio cuenta de que esos secretos oscuros que guardan las familias y donde la luz no entra para esclarecer los caminos es donde se alojan los trombos, pues una vez dicha la verdad ella sanó. Cabe mencionar que esto puede suceder en diferentes ámbitos del seno familiar y obstaculiza la circulación de la sangre, o la alegría de vivir, a todo el cuerpo de manera saludable.

Hay tres tipos de trombosis: **la arterial, la coronaria y la venosa**. **La arterial** surge cuando el vínculo con los hijos no es sano, se rompe o se pierde; **la coronaria** es el resultado de haber tenido un problema familiar, sintiéndose completamente incapaz de salir adelante, de tomar las riendas de su vida y al no poner los límites necesarios para hacerse respetar; **la venosa** es más un castigo que la persona se inflige, pues considera que no pudo satisfacer los estándares familiares, o por vergüenza al no lograr su realización personal y sentir que por ello no tiene cabida en el seno familiar. Si no se tiene la confianza suficiente con la familia, se corre el riesgo de pasar la vida entera con el deseo de que lo reconozcan y acepten. Además de ser una pérdida enorme de energía, impide que las manifestaciones sean amorosas. Por el contrario, todo es producto del miedo a perder su cariño (mismo que no existe) o a ser rechazado completamente del clan. La única manera de recuperarse es darse cuenta de que debe hacer las cosas por sí mismo, sin esperar que su felicidad dependa de alguien más, eso es colocarse en una posición muy frágil.

## Colesterol

Cuando una persona pierde su equilibrio emocional, el cuerpo secreta una hormona llamada cortisol para protegerse, la cual se genera cuando hay estrés y permite que se liberen ácidos grasos y triglicéridos que elevan el colesterol, que promueve las enfermedades circulatorias. Hay dos tipos de colesterol: el llamado LDL (por sus siglas en inglés Low Density Lipoproteins), lipoproteínas de baja densidad, consideradas como el "colesterol malo"; y el HDL (High Density Lipoproteins), lipoproteínas de alta densidad, consideradas como el "colesterol bueno".

Las personas con colesterol alto sienten que su familia no les ayuda lo suficiente, que las dejan solas en los momentos difíciles, creen que otros miembros de la familia pueden tomar su lugar o sustituirlos por alguien más, también tienen la creencia de que no merecen ser felices porque cierto tipo de acontecimientos que no están en sus manos ocurren y no saben cómo subsanarlos tal es el caso de la pérdida de algún ser querido, de un trabajo, negocio, o la ruptura definitiva de una relación amorosa, eso les trae abatimiento y tristeza.

## Hipoglucemia

Contrario a la diabetes, la hipoglucemia es la falta de azúcar en la sangre, lo que significa que esta persona tiene poco interés en la vida, se siente aislada, no le interesa conectar con los demás, considera que realiza muchos esfuerzos y que éstos no son suficientes para su familia o para sí. Es momento de reconciliarse consigo mismo, abrazar sus procesos y reconocer que todo lo que le ha sucedido se puede transformar en áreas de oportunidad.

## Sistema endocrino

El sistema endocrino está compuesto por glándulas que producen hormonas que están distribuidas en diferentes lugares del organismo. Esto permite que haya un equilibrio químico en los diferentes órganos. Se involucra en el crecimiento corporal, las funciones del desarrollo, las funciones sexuales, la metabolización de los nutrientes, el sueño, el estado de ánimo y la actividad cerebral.

Existe una estrecha relación entre el sistema endocrino y las emociones, cualquier cambio intempestivo en el estado de ánimo y la conducta denota que cuando no hay una función hormonal correcta no hay un equilibrio emocional.

## Sistema inmunitario

El sistema inmunitario padece enfermedades cuando los pensamientos y emociones de una persona son negativos. El miedo, la ira y la tristeza debilitan al individuo hasta el punto de hacerle perder su energía. Por esta razón, es de suma importancia que la mente no le juegue malas pasadas al cuerpo; es decir, si los pensamientos no son elevados se inhibirá el funcionamiento del sistema inmune, lo que supone estrés que produce alteraciones significativas y el riesgo de padecer diversas enfermedades relacionadas con todo lo anterior. Cabe mencionar que la culpa es un ingrediente que permite que este sistema baje completamente sus defensas, es una manera de castigarse, de perder fuerza por sentir que tomó caminos equivocados y que ahora necesita vivir en carne propia lo que tal vez le hizo a otra persona o a sí mismo, lo que supone una manera poco adaptativa de responder a las circunstancias y que contribuirá a acelerar la enfermedad. Por todo lo anterior, no sirve reprimir las emociones ni cultivar estados de desesperanza, pues solo hará que cualquier expectativa de mejoría se esfume. Ámate, acéptate y, algo muy importante, nunca aceptes menos de lo que mereces.

## Sistema linfático

Este sistema está constituido por proteínas, lípidos y glóbulos blancos, su función es impedir todo aquello que ataque al cuerpo humano y protegerlo de las infecciones. Cualquier inflamación (adenopatía) de un ganglio sucede después de haber experimentado ira o frustración y contenerla al punto de sentir que no hay salida, que todos los caminos están obstruidos, que se es vulnerable y no se encuentra la manera de defenderse. El sistema linfático está ligado a lo afectivo por tal motivo, cuando hay carencia de amor, no se hace esperar una reacción que lo afecte directamente.

Los ganglios se encuentran en diferentes partes del sistema linfático, y su objetivo es defender al cuerpo humano de cualquier ataque. Cuando se inflaman, es porque estás rebasado por sentimientos de ira y asco y no has podido expresarlo, por eso sientes que no avanzas y que estás estancado.

**Ganglios del cuello:** Éstos se inflaman por miedo a vivir eventos inesperados que pongan en riesgo la vida, tranquilidad o cualquier cosa que implique la pérdida de la seguridad, esto incluye enfermedades que aún no se tienen, pero que el individuo siente que llegará a padecer y eso le genera angustia. Por lo general, un hombre tiene miedo a no encarar las dificultades del día a día o a no saber qué hacer frente a un ataque; una mujer siente miedo a no reaccionar de manera correcta ante las circunstancias. Si aparece del lado derecho a una persona diestra, simboliza el miedo a tener obstáculos en el futuro, si le sucede del lado izquierdo es un miedo a no ser capaz de defenderse. Para quien es zurdo simboliza lo contrario, ya que su izquierda es la derecha y viceversa, por lo tanto, el diestro considera que no cuenta con nadie y el zurdo se siente indefenso.

Cuando hay un problema en el **timo**, es una señal clara de persecución, es decir, este sujeto cree que todos están en su contra y que nadie lo valora, respeta y que desean lastimarlo, o que la vida se ha ensañado con su persona. La **mononucleosis,** que es una infección de alta prevalencia y que por lo general se resuelve de manera positiva, se genera por el miedo a ser rechazado, molestado, atacado y por saber que no hay manera de parar esa agresión. Cuando lo sufre un infante es porque sabe que tendrá una consecuencia por parte de alguno de sus padres y no habrá modo de que eso no suceda.

**Linfoma Hodgkin y no Hodgkin:** Ambos son linfomas, lo que se conoce como un tipo de cáncer que comienza en los linfocitos. Si se observan células de *Reed-Sternberg* el linfoma se clasifica como linfoma de Hodgking; si no las hay, el linfoma se clasifica como no hodgkiano. En ambos casos, el paciente tiene meses sintiéndose incapaz de afrontar sus necesidades y no se siente apreciado en ninguno de sus círculos más cercanos. Todo el tiempo intenta demostrar a los demás su valía para sentirse reconocido. En el caso del linfoma no Hodgkin el individuo vive aterrado por tener un enfrentamiento con una persona a quien considera más fuerte, o una situación frente a la que no se visualiza saliendo adelante. Cabe mencionar que dependiendo del órgano donde aparece el linfoma es donde está en conflicto, pero en todos los casos el origen es el miedo. Si se encuentra en un ganglio de la ingle, es miedo de avanzar en la relación sabiendo que no funciona, a decidir en tiempo presente, por eso es importante hacer el análisis dependiendo del órgano y sus funciones. Por ejemplo, si fuera en un ojo sería temor para ver claramente o a saber que lo que viste no es lo que esperabas.

**Linfoma de Burkitt:** Este es un tipo de leucemia que se relaciona con conflictos que surgen en el plano afectivo, sobre todo en el amoroso, cuando no se tiene respuesta de la pareja a nivel afectivo o cuando sexualmente se ha roto la convivencia. Se desarrolla por miedo al rechazo, a sufrir un engaño por parte de la pareja o a saber cosas sobre ella que en esencia ya las sabe, pero no está en posición de aceptarlas.

Cuando se es implacable y no se tiene filtro con los demás, se les insulta o se les hace menos sin razón, haciéndoles sentir mal y atacándolos, puede aparecer en el agresor la enfermedad de **sarcoidosis**, que es el crecimiento de células inflamatorias en los pulmones o en los ganglios linfáticos, aunque también puede afectar a otros órganos. Quien vive este proceso debe reconocer que ha lastimado, o preguntarse: ¿De cuántas personas he abusado física, mental, emocional o sexualmente?, ¿me arrepiento de las vivencias que he tenido?, ¿qué mancha mi memoria o mi corazón?, ¿disfruté al lastimar a otras personas?, ¿no me siento bien si no controlo a los demás? Las respuestas te acercarán a quien eres realmente y eso te ayudará a saber qué más tienes que hacer para sanar.

**Ganglios de las axilas:** La axila es una cavidad con la que una persona sostiene desde un objeto hasta el cuerpo de uno de sus seres queridos. Cuando buscamos portección, es frecuente meter la cabeza bajo la axila de nuestro padre, madre, amigo o familiar, donde no sentimos completamente custodiados. Cuando se inflaman los ganglios de esta zona es porque se experimenta una sensación de desamparo, y esto puede relacionarse con uno mismo o con sus seres queridos. Es decir, uno sabe que no tiene la manera de protegerse, o bien que no puede en ese momento dar cobijo a sus hijos o salvar su trabajo, negocio, etcétera. También ocurre cuando se pierde a un ser querido y se tiene la sensación de no haber podido hacer más. Si sucede en la **axila derecha** hay que poner especial atención a la persona que tiene una relación de pareja contigo, puede no ser quien siempre creíste que era, no te valora o te hace sentir que no eres importante para él o ella. En la **axila izquierda,** pregúntate qué tan buen padre o madre eres: ¿Te llevas bien con tus hijos?, ¿los conoces?, ¿les das tiempo de calidad o solo los sobrellevas?, ¿has hecho lo correcto o solo sigues tus impulsos? Ahora bien, puede no tratarse de ti sino de tus padres, por lo que en ese sentido es un tema urgente que necesita atención. Tal vez hayas vivido con eso desde que eras un niño, si eres sincero en tu respuesta será muy fácil el camino de regreso a recuperar tu salud, de lo contrario seguirá el padecimiento y podrá recrudecerse.

Debes tomar en cuenta que para el zurdo es lo contrario, es decir, lo que sucede en la izquierda corresponde a la derecha y viceversa.

**Ganglios inguinales:** Cuando una persona siente que no ha sido valorada sexualmente por sus parejas experimenta inflamación, se siente no deseado, rechazado y que no satisface adecuadamente a su compañero. Por esta razón vive una desvalorización continua que le impide manifestarse de manera orgánica en su relación. En todo caso, lo que puede ayudar a que esta molestia física se aminore es hablar con el otro y ser sincero, de lo contrario serán más telarañas las que fabrique en su cabeza que las que de verdad existan.

## Sistema nervioso

El sistema nervioso está compuesto por una compleja red de células que transmiten señales eléctricas entre el cerebro y el resto del cuerpo. La unidad básica de este sistema es la neurona. Cuando se presentan enfermedades es porque el individuo cuestiona su existencia a tal grado que considera innecesario el seguir en este plano o bien no sabe hacia dónde dirigirse, no puede llevar a cabo sus proyectos o se siente incapaz de materializar aquello que cruza por su mente.

Los "mensajes" que le vienen de un plano superior, es decir, aquello que sabe que es su propósito, lo hace cuestionarse constantemente, razón por la cual "no se halla", no logra "bajar el balón", lo que le hace sentir fuera de foco, no conecta con esta dimensión porque tal vez le duele y entonces decide evadirse a un mundo donde está totalmente abstraído, donde es posible que no necesite estar en presente, o donde sus facultades físicas no le hagan falta. Esta persona no permite conectar con el cuerpo físico y mental, salir de él y expandirse, pero sin haber abandonado completamente el cuerpo físico, lo que supone que solo está ligado al cuerpo por el alma vegetativa. Hay cinco niveles de alma y ésta es la última en desprenderse del cuerpo físico que le dio albergue. Por decirlo de otra manera, el sistema nervioso es la tecla que hace que el programa corra y se ejecute, por eso, cuando hay un problema con el teclado, no se pueden obtener los resultados que se esperan, se interrumpe la ejecución y eso impide la comunicación, lo que ocasiona un corte dramático con todo el sistema, en este caso con todo el cuerpo y sus funciones corporales.

## Enfermedad de Alzheimer

Esta enfermedad se manifiesta con una demencia progresiva que afecta directamente la memoria, el entendimiento y la conducta del individuo. El Alzheimer se origina por varias causas. Quien lo padece quiere olvidar el daño que le hizo a otras personas, el daño que permitió que otros le hicieran o el daño que se hicieron a ellos.

Conocí a Corinne, abuela de mi amiga Ángela. Estaba en silla de ruedas y ocasionalmente se acordaba de las cosas. Un día acompañé a Ángela a verla, Corinne empezó a platicar sobre su infancia y lo mucho que le gustaba montar a caballo y visitar los establos en compañía de su padre. Después de unos 20 minutos volvió a dejar su cuerpo sentado en la silla y se fue, su mirada se quedó clavada en las rosas de color naranja que crecían en su jardín. Al salir de ahí, se me ocurrió comentarle a Ángela que me había parecido un gran día, dado que su abuela recordó muchas cosas de su infancia y me contestó: "Ahí como la ves, fue una niña maltratada por su madre, logró sobreponerse y luego se casó con mi abuelo, quien la engañó repetidas veces con muchas mujeres. Ella aguantó para no dejar a sus hijos sin padre, o más bien, fue su justificación para esperar a que un día mi abuelo cambiara, cosa que nunca sucedió. Más adelante al morir mi abuelo, mi bisabuela le quitó la casa y todos los bienes, mi abuela tuvo la manera de defenderse, pero no quiso actuar en su contra, te podría contar tantas atrocidades que le hicieron que dan para escribir un libro. Solo te puedo decir que una vez que mi padre y mis tíos salieron adelante, ella comenzó a perder la memoria hasta llegar a lo que viste el día de hoy".

El olvido casi permanente de todos esos recuerdos dolorosos, esos que la hacían recordar cuánto daño le hicieron y cuánto daño se hizo al no poner un alto a tantas agresiones, es natural. Al salirse del cuerpo e irse a otro plano, su cuerpo mental no sufre con esos recuerdos que le hacen vivir todo ese miedo y angustia que socavó sus fuerzas para permanecer en el aquí y el ahora. La recomendación es que si deseas conservar una buena memoria, trabajes en construir buenas remembranzas, en contribuir a que los recuerdos que otros tengan de ti sean valiosos y estén impregnados de amor, que lo que tú recuerdes de ti sea un ser humano con deseos de compartir y que en cada una de tus vivencias seas tú y te ames tal y como eres. Acepta que es tu libre albedrío el que te ha colocado en el lugar en el que estás hoy, eso traerá salud a tu vida.

### Esclerosis múltiple

Esta enfermedad afecta al sistema nervioso central en el que el sistema inmunológico afecta la mielina, lo que ocasiona atrofia muscular y parálisis parcial o total. ¿Cuántas veces tuve miedo de no sostenerme?, ¿por qué no soy flexible?, ¿tengo miedo de morir sin haber cambiado mis paradigmas?, ¿no reconozco autoridad más que la mía?, ¿he sido obligado a hacer algo que no quiero y ahora no me quiero mover? Necesitas darte cuenta de que si lo que te falta es apoyo, es momento de que permitas que alguien te lo dé y ser flexible frente a la ayuda que recibes. No cuestiones lo que el otro quiere hacer por ti, el movimiento de ahora en adelante debe ser en tu mente, cambiar tus pensamientos y modificar tu realidad a partir de ello. Recuerda que aceptar es la mejor manera de adaptarte a los cambios, eso evitará que la enfermedad progrese. No olvides que una cosa es la inmovilidad física y otra la mental, por ello debes mantenerte positivo y abierto ante las circunstancias. Es momento de que abraces el proceso y te des cuenta de que tú eres capaz de permitir amorosamente que hoy sea el día en el que cambias el miedo por certeza y la rigidez por movimiento.

## Enfermedad de Huntington (antes Mal de San Vito)

Esta es una enfermedad hereditaria que hace que las células del cerebro se degeneren, lo que ocasiona trastornos del movimiento como: trastornos oculares lentos, deterioro en los movimientos voluntarios, dificultad para procesar los pensamientos, falta de consciencia sobre su conducta, arrebatos, y hasta promiscuidad sexual y trastornos psiquiátricos como el aislamiento, depresión, fatiga e insomnio, TOC y bipolaridad.

Cuando sucede antes de los veinte años, la enfermedad tiene un alto porcentaje de haber sido transferida por vía paterna, y cuando se presenta después de los sesenta años, la transmisión se asocia a la vía materna. Pasa de una generación a otra por un gen mutado, por consiguiente, esta enfermedad es kármica, ya que se ha transmitido desde generaciones anteriores y hay pocas esperanzas de curación. Significa el desarrollo de resiliencia, ya que el impacto afecta al enfermo y a sus familiares a medida que avanza la enfermedad, y eso los mantiene constantemente en un estado de duelo. Esta afección es una prueba de resistencia para todos los implicados, sobre todo si hay más de un miembro en la familia con esta dolencia, por tal razón sirve preguntarse: ¿Qué tengo que aprender?, ¿cuál es mi función en esta familia?, ¿qué necesito soltar?, ¿mis apegos dominan mi vida?, ¿cómo puedo ayudar?. Entenderás con estas respuestas que a través de la familia que elegiste y del papel que tienes en ella, viniste a reconocer cuál es tu propósito y con ello evolucionar. Sabrás que a través de esta experiencia estás desarrollando la compasión y el amor que tal vez en otra encarnación no lograste. Recuerda que las enfermedades kármicas no solo son de aprendizaje para quien las padece, sino para aquel que está cerca y necesita de esta vivencia para su propia transformación.

### Enfermedad de Parkinson

Esta enfermedad se manifiesta con un trastorno neurológico degenerativo que afecta el movimiento y puede ocasionar temblores. Se dice que las personas que han padecido esta enfermedad han vivido procesos muy largos de control, es decir, han permitido que los controlen y que otros, a través de ellos, obtengan beneficios; o bien, han querido controlar los movimientos y acciones de otras personas y llegaron al punto de tornarse inquisitivos e irracionales para conseguir sus fines. Como ejemplo te dejo el siguiente:

Adela siempre quiso controlar todos los movimientos de sus dos hijos, de su esposo y de cualquier otra persona que en su camino apareciera. En ocasiones parecía ser la mejor madre, esposa, amiga, hija y hermana, pero siempre quería saber todo a costa de lo que fuera, hostigaba a sus hijos preguntándoles qué habían hecho y a dónde habían ido. Cuando los teléfonos celulares salieron a la venta empezó el verdadero calvario: los llamaba sin cesar, era insufrible. Hubo momentos en los que se salía de control y si no sabía de ellos empezaba a hiperventilar, le dolía la cabeza y cuando al fin hablaba con ellos, menudo reclamo les propinaba. En fin, creó una codependencia con los más cercanos que vivían casi una simbiosis, incluso cuando algunas personas que la apreciaban se atrevían a decírselo, ella no hacía caso y seguía con estas conductas enfermizas.

Cuando su hijo mayor decidió casarse, Adela perdió los estribos, no le calentaba ni el sol y fue entonces que empezó a desarrollar la enfermedad de Parkinson. Fue cuando se dio cuenta de que no podía controlar a los demás y, por consiguiente, ya no pudo controlar sus movimientos. A pesar de todo, ocurrió lo inesperado, su situación empeoró y desde su lecho tenía controlados a todos, su familia se dedicó durante más de ocho años a cuidarla y a hacer guardias, cosa que casi les cuesta el matrimonio y el trabajo a sus hijos. Su esposo y quienes amablemente ayudaron contrataron a una enfermera cuando estaban al borde del desfallecimiento. No pasaron más de quince días cuando Adela se desprendió de su cuerpo físico, lo que significó un descanso para todos, pues por años no necesitó más que la atención de ellos para alimentarse de esa energía, y cuando otra persona comenzó a cuidarla, ya no le interesó tenerla ahí. La única manera de no perder el control sobre uno, ya sean movimientos, pensamientos o sentimientos, es dejar vivir a los demás sin intentar que ellos hagan lo que uno quiere, de lo contrario uno se pierde a sí mismo y no puede mover su vehículo, su recipiente donde se manifiesta el alma.

# 13

# Quinta esencia

El éter fue considerado en la Edad Media un elemento hipotético, y durante la época presocrática, se le conoció como el "quinto elemento", después de los cuatro que ya se conocían, se creía que era una sustancia muy ligera que "ocupaba todos los espacios vacíos como un fluido". No fue hasta el siglo XIX que los físicos de la época lo usaron como sustrato para la propagación de las ondas de luz. Así como el sonido se transmite en un cuerpo o a través de las ondas que hay en al agua, pues se consideraba incomprensible que una onda se reprodujera en el vacío sin un soporte tangible. "Los experimentos de Michelson y Morley a finales del siglo XIX mostraron la imposibilidad de medir la velocidad de la Tierra respecto a este hipotético medio, lo que llevó a Einstein a proponer su teoría de la relatividad espacial y desterrar el concepto del éter como un sustrato universal e intangible que permea el espacio vacío.

No obstante, la idea del éter o quintaesencia parece haber tenido un renacer en el concepto moderno de la energía oscura como sustancia responsable de la aceleración actual del universo. Ahora bien, esto no quiere decir que se trate de un mismo sustrato ni que hayamos abandonado la teoría de la relatividad de Einstein. El moderno éter satisface las leyes de la relatividad espacial en general; lo que ha cambiado es el concepto de vacío. Este describe un estado físico de ausencia de partículas, un espacio-tiempo sin materia, pero posiblemente con curvatura y, por lo tanto, energía. Tal estado espacio-temporal es invariante bajo transformaciones de Lorentz locales y además es covariante general. La única distribución de materia que satisface estas condiciones es una constante con dimensiones de presión, conocida como la constante cosmológica e introducida por Einstein en 1917 en su primer modelo cosmológico. Más tarde, con el desarrollo de la física cuántica y el descubrimiento del principio de Heisenberg, se comprendió que el vacío de partículas no puede estar vacío de energía, pues siempre es posible crear pares virtuales partícula-antipartícula del vacío, que vuelven a desaparecer en un intervalo de tiempo infinitesimal de acuerdo con el principio de incertidumbre. Esta "ebullición" de partículas virtuales contribuye a la energía del vacío exactamente como una constante cosmológica (por ahora somos incapaces de diferenciar una de otra haciendo experimentos).

Una constante cosmológica corresponde, en el contexto de la relatividad general, a un fluido con densidad de energía constante y presión negativa. Un fluido como tal tiene propiedades muy extrañas. Según la segunda ley de la termodinámica, si un fluido con densidad de energía constante se expande, de forma adiabática, su energía total aumenta, por lo que necesariamente responderá con una presión negativa que hará que el fluido se expanda aún más, sin que su densidad de energía se diluya, ya que es constante. Esta presión negativa es la responsable de que puntos separados a una cierta distancia en ese espacio-tiempo se alejen cada vez más rápidamente y por lo tanto se hable de una expansión acelerada del universo"[14].

El gran misterio a desentrañar es de dónde viene la densidad de esa energía, de ese éter, este es uno de los enigmas más grandes de la física. Años más tarde Higgs también contribuyó para saber más del origen de esta quintaesencia y encontró un componente hipotético que provee de masa a las partículas elementales. No obstante, alejándome un poco de los estudios de estos eruditos, me quedo con esta explicación, tal vez simple, pero muy completa: la energía que existe en el vacío a la que los científicos nombran como éter, en rea-

---

[14] García-Bellido Capdevila Juan, *La Quintaesencia o el Éter moderno*, Cosmología de precisión, 22 de abril de 2011, www.investigacionyciencia.es

lidad es vibración pura que constituye un acuerdo. Por ejemplo, en un copo de nieve hay miles de partículas moviéndose, que, aunque no las ves, forman esa consonancia que te permite ver dicho objeto. Cuando el sol pone sus rayos sobre ese hielo, el acuerdo cambia y solo percibirás agua en estado líquido, ya no hay copo de nieve. En el universo, el éter, quintaesencia o vacío, es una inteligencia que se intercomunica con la mente del ser humano y refleja su conciencia misma. Esta conciencia es la matriz de la conciencia universal de donde todo nace. El hombre es capaz de conectar con esta inteligencia a través de la meditación. Se dice que si una persona conecta con su alma adecuadamente, podría tener el control sobre sí mismo y controlar a otras personas. Se volvería solo conciencia y se uniría nuevamente a la conciencia global, esa que te observa y a la que tú también observas.

14

# El cáncer

El cáncer es una de las enfermedades que ha cobrado más vidas en las últimas décadas, se manifiesta en muchos órganos del cuerpo y de maneras diferentes, al tiempo que deteriora de manera vertiginosa las funciones del individuo.

Una vez que una persona ha sido diagnosticada con esta enfermedad, nada vuelve a ser igual en su entorno, su núcleo de creencias se ve completamente trastocado al tiempo que no sabe por qué un decreto de esa naturaleza pende sobre su cabeza. Ésta es una de las fases más difíciles de aceptar, porque, la mayoría de las veces, se entra en estado de negación lo que hace que las emociones sean producto de la ira, del miedo y de la tristeza. Esto provoca desorden en dicha etapa, que se torna muy complicada tanto para el paciente como para sus familiares y amigos. Por esta razón, el ánimo puede variar de manera continua. En este momento hay que conservar la calma, sé que no es fácil, pero con la cabeza fría será más fácil tomar decisiones que conecten la mejor solución para cada persona.

Se han invertido millones de dólares para encontrar la cura contra esta enfermedad, su origen está totalmente relacionado con periodos prolongados de estrés, por vivir un estado emocional que afecta directamente a las células del cuerpo humano.

Estudios realizados durante los últimos años revelan que más del 50% de las enfermedades del ser humano tienen una causa emocional, aunque hay quienes aseguran que llega a ser el 90%. El estrés es el factor que condiciona el funcionamiento del organismo, ya que a través de éste se reflejan las emociones negativas, los sentimientos reprimidos y los miedos que socavan lentamente la conexión entre el cuerpo y la mente, favoreciendo a las células cancerosas que promueven la acidificación de su entorno y alcalinizan el interior de la célula.

Cuando se rompe el equilibrio se modifica la función del sistema inmunitario y eso puede permitir la formación de un tumor, que dependiendo de la zona del cerebro que sea afectada, es el lugar donde se desarrollará este crecimiento anormal.

## METÁSTASIS

Este proceso es la diseminación de cáncer a otros órganos, esto ocurre cuando previamente la matriz del cartílago hialino, aprovechando la inflamación crónica y el cáncer, se desarrolla en esos núcleos que propician su propagación.

Cuando se vive este proceso, se supone que una persona tuvo cáncer en alguna parte de su cuerpo y se curó, pero no se sanó. En capítulos anteriores, comenté que la curación es física y la sanación es espiritual. Así, aun cuando una persona haya sido operada para extirpar el cáncer de algún órgano y después de ello se hubiese sometido a radioterapia o quimioterapia y su resultado haya exitoso en ese momento, el regreso del cáncer indica que no se resolvió el origen de la enfermedad. Una vez que se conoce la causa del problema, éste se puede corregir. El cuerpo vuelve a enfermarse porque no se resolvió de raíz la situación que anteriormente llevó a este individuo a caer en brazos de la enfermedad, producto de muchas emociones mal gestionadas que se quedaron presas en el cuerpo físico. Al manifestarse con una enfermedad, es el llamado del alma al cuerpo para decirle que necesita arreglar algo que en su interior no está bien y que tiene la oportunidad de solucionar. Obviamente esto no aplica solamente al cáncer sino a cualquier dolencia que reincida o vuelva a aparecer.

# 15
# Lesiones y enfermedades del cuerpo humano

## Lesiones y enfermedades de la columna

**Espondilitis Anquilosante o reumatoide:** Se manifiesta como una clase de artritis en la columna vertebral, causa inflamación aguda entre las vértebras y las articulaciones entre la columna y la pelvis. Lo padecen más los hombres que las mujeres y es hereditario (rigidez).

  Los eventos modifican a las personas y el rumbo de los acontecimientos, pero es tiempo de conciliar tu pasado con tu presente, que te vuelvas amigo de lo que no te gusta y aprendas de ello. Nada se manifiesta de manera fortuita, todo tiene una razón y es posible que esa razón haya buscado la manera de sacarte de tu zona de confort. Entiendo que el dolor o la inmovilidad te incapacitan, pero si sabes interpretar el motivo de la dolencia te dará la oportunidad de que te hermanes con tu cuerpo físico. Entre más flexible seas para aceptar el dolor, la rigidez en la columna disminuirá, no te imposibilitará, podrás moverte y ser libre, y esa libertad llega cuando dejas de circunscribir tu felicidad, o la de otra persona, grupo o proyecto. La felicidad es personal y es la manera de hacer compatible lo que dices con lo que haces. No es difícil, pero lleva tiempo, recuerda que se trata de ti, vales la pena, no dejes que nadie más te diga lo contrario.

**Hernias de disco:** Cuando un disco se rompe, la sustancia gelatinosa se sale y al entrar en contacto con los nervios causa dolor.

Experimentas soledad, abandono, sientes la presión sobre ti. Estás en un momento en el que solo estás resistiendo los embates, no vas a caer porque ya te mentalizaste que, aun con dolor vas a seguir adelante. ¿En dónde leíste que podías mantenerte en pie, a pesar de que tu cuerpo te pide parar? Rectifica la manera que te exiges y no puedes siquiera pensar en darte un respiro. Te sientes sofocado por las responsabilidades que tienes: tu familia, tu trabajo, generar economía, ser fuerte físicamente para llegar a donde te has propuesto, no fallarle a tus seres queridos, a quienes consideras que han puesto su confianza en ti y a todo ese cúmulo de responsabilidades que es tu vida el día de hoy, donde no se asoma por un hueco ni un momento de risa o de descanso. Estás al borde de perder el control, pero sigues adelante. Cuando sientas dolor a través de los nervios en tus piernas, detente y respira: ¿Qué buscas?, ¿qué te hará ponerte en paz? Recuerda que si no atiendes lo que te duele estarás ignorando los síntomas que te avisan cómo está tu vida hoy. Cuando tu cuerpo te pide descanso, más te mueves y evitas estar contigo y cuestionar eso que, según tú, es o no correcto. Lo justo es que si deseas manifestar ese apoyo que tanto necesitas en tu vida, empieces por brindarte tu propio apoyo, que cuentes contigo y sepas que cuando necesites parar, debes hacerlo para levantarte con bríos y seguir adelante alejado del dolor y enfocado en lo que hay hacia delante. Créeme que no vas a ser laureado por aprender a vivir con dolor, al contrario, solo hará que lo vivas en todas las formas posibles, así que empieza a crear una realidad diferente a la que has querido vivir para mostrar tu fuerza y esta se manifestará cuando no ejerzas presión, cuando seas flexible, amoroso y abraces tu proceso como parte de la enseñanza.

**Lordosis:** Se manifiesta con una curva hacia dentro de la columna en la región lumbar, por encima de los glúteos.

La sensación de no estar alineado es también una manera de sentirte fuera de un grupo, de un lugar o desear encontrarte en un sitio diferente porque no tienes un espacio donde experimentes la comodidad, la seguridad y la aceptación. Has tenido demasiado con las experiencias que has vivido, no has logrado comunicar tu sentir a los más allegados y eso te impide encontrar el desahogo y la oportunidad de retroalimentarte con lo que no funciona a tu alrededor. Buscas aceptación, cariño, y no es la manera adecuada. Primero intenta escuchar lo que tu voz interna quiere decirte y no la ignores; ten en cuenta que es una manera muy fácil de abrir tu corazón a tus necesidades inmediatas y de hacer las paces con tu parte interna y externa. Recuerda que más que experimentar un dolor intenso y sin tregua, es una oportunidad para que abras tu visión y recuerdes que debajo de todas las cosas que te han sucedido hay un propósito que busca un cambio que obre en tu presente como un bálsamo, que dé calma a todas tus experiencias pasadas, convirtiéndolas en lecciones de vida.

## La piel

El órgano más grande del cuerpo es la piel, cubre una superficie de dos metros cuadrados, sus derivados son: cabello, uñas, glándulas sebáceas y sudoríparas, y conforman lo que se llama sistema tegumentario. Su función es proteger al organismo frente al medio ambiente de daños mecánicos, químicos o radiaciones ultravioleta. Está compuesta por dos capas, dermis y epidermis, que se sitúan sobre una capa de grasa llamada tejido subcutáneo (hipodermis). Sus funciones más importantes son: protección, sensibilidad, termorregulación, excreción y absorción de sustancias, y síntesis de vitamina D.

La piel es un escudo que impide la entrada de cualquier daño que se manifieste para el cuerpo, pero, al mismo tiempo, que protege; también recibe impactos energéticos que se evidencian de diversas maneras como: angiomas (manchas), contusiones, melanomas y algunos otros padecimientos que la afectan.

En la piel se revela cualquier anomalía que esté sucediendo en tu cuerpo de manera interna o externa, no hay forma de cubrirlo, y aunque algunas zonas pasen desapercibidas con ayuda del maquillaje o de la ropa, al quedar al descubierto te dicen lo que no se puede ocultar. La piel reacciona para alejarte de los demás, para tener más espacio, para marcar tu territorio porque no soportas a una persona o modo de vida y en ese momento se genera pus, para impedir que te conozcan como realmente eres. En la medida que eres incapaz de reconocer lo bueno que hay en ti, las manifestaciones cutáneas serán más acentuadas y, por consiguiente, el lugar donde está el problema te dará un norte de lo que significa.

La cara se asocia con el reconocimiento o el miedo a no ser tomado en serio o a perder credibilidad; en las manos se refleja la manera en la que te perciben en el trabajo o cómo es tu relación con él; en los pies se aprecia cuántos obstáculos eres capaz de poner para seguir adelante; en el cuello se nota la incapacidad de comunicar ideas o pensamientos que te ahogan, o también el no revelar un secreto o mentir constantemente; la espalda y el pecho están ligados a las creencias o a la manera en la que concibes afectivamente tu vida y cómo te relaciones contigo y con los demás.

El exceso de transpiración, ya sea de axilas, cara, manos o pies, delata las inseguridades y miedos con los que diariamente luchas. Tus emociones te traicionan y reaccionas fácilmente cuando te sientes en desventaja, o bien, cuando crees que habrá una evaluación exhaustiva sobre ti, como puede ser el caso de que te enfrentes a dar una clase o conferencia en público, que tengas que exponer algún tema frente a compañeros de trabajo o que necesites hablar con algún familiar y eso te conflictúa. Si te ofendes fácilmente tu piel será sensible en exceso y el roce con cualquier textil la pondrá roja o le provocará ardor. Cuando se es rígido, sucede lo contrario: la piel se endurece y parece tener la textura de un cartón. La piel muy delgada delata la falta de carácter y firmeza y, en algunos casos, una conducta laxa. A mayor cantidad de problemas cutáneos mayor es la energía que inviertes en dar importancia a lo que otros piensan de ti, vives de la opinión ajena y eso te coloca en una posición muy frágil.

Tener una piel saludable habla mucho de tu mundo interior, de la coherencia entre tu pensamiento y tus acciones y la manera en la que vives, denota madurez y al mismo tiempo un profundo trabajo con tu cuerpo mental, físico y espiritual para alcanzar el equilibrio que brinda armonía. Cabe mencionar que hay muchos tratamientos para tener una piel de ensueño y posiblemente lo consigas, sin embargo, el problema reaparecerá si no lo trabajas internamente.

## Alergias

La alergia, conocida también como hipersensibilidad, es una alteración que sufre el sistema inmunológico frente a la presencia de una sustancia desconocida, se presenta en varios tipos: alergia a los animales o a su caspa, a los alimentos, a los medicamentos, al sol, al níquel, a las picaduras, al látex y a los ácaros. Los síntomas más comunes que se presentan frente a una alergia son los siguientes:

### Alergia a los animales

Tanto la piel como el pelo de los animales pueden producir hipersensibilidad en el individuo, sobre todo quienes tienen mascotas y conviven todos los días con ellos. Provocan padecimientos oculares y de tipo respiratorio (conjuntivitis, congestión nasal, rinitis, asma).

**Alergia al pelo de gato:** Se presenta con enrojecimiento, estornudos, ojos llorosos, congestión nasal y comezón, cuando es un caso extremo puede presentarse asma o sibilancias. Dicen que los gatos son muy independientes y sensibles a todo lo extrasensorial, si pasas por una alergia a este animalito contesta las siguientes preguntas: ¿Me siento cómodo en el lugar donde me encuentro?, ¿dependo de alguien más para tomar decisiones?, ¿hago caso de mis presentimientos o de mi intuición cuando es preciso? Si contestaste que no a dos, es momento de ser sincero contigo y confrontar el hecho de que no estás en el lugar que deseas. Dar prioridad a las cosas de otras personas antes que a las tuyas y no hacer caso a tu voz interna, te produce alergia tu parte sensible o femenina no puede expresarse, te has vuelto robótico y no quieres molestarte en salir de la rutina.

Si de verdad quieres dejar de padecer esta alergia, no temas experimentar ser sensible y comunicar desde ahí lo que consideras importante o prioritario, puedo asegurarte que los resultados serán magníficos y no te sentirás en deuda con nadie.

**Alergia al pelo de perro:** Los últimos estudios han comprobado que no se es alérgico al pelo del perro, sino a la caspa que producen.

Es probable que experimentes resistencia a la fidelidad, o sea, no te gusta practicarla. Ahora bien, puede ser lo contrario, que hayas experimentado la falta de fidelidad de tus seres queridos, pareja o amigos. En ambos casos experimentas coraje por estar con alguien a quien no amas, o por amar a alguien que te traiciona y por tal razón el coraje se ha expresado en forma de alergia. Tomando en cuenta que el perro tiene la característica de ser fiel, al no poder con ello, chocas con su cualidad más exaltada. También debes checar si estás enojado, porque en tus relaciones de tipo sexual no has sido satisfecho. La única manera de que mejores es aceptar lo que te confronta con tu sistema de valores y con tus prejuicios, que una vez corregidos, lograrán darte tranquilidad en este padecimiento.

**Alergia a los piquetes de araña:** Sus picaduras son similares a las de otros insectos, aparecen con protuberancias rojas que tienden a infectarse, lo que causa comezón y dolor en la piel.

Llevas años permitiendo que algunas personas vivan a tus costillas, lo sabes y a veces finges demencia, sabes que te toman el pelo, pero decides conscientemente quedarte petrificado, luego explotas y te lamentas porque no logran ver lo buen ser humano que eres, lo que tú no logras ver es que estas personas se han prestado para que trabajes tu autoestima y te conozcas mejor, de manera que, aun cuando sean críticos, pongas límites y empieces a darte a respetar.

**Alergia a los piquetes de avispa y abeja:** Los piquetes de mosquito pueden provocar molestias y mucha comezón, pero no son comparables con los piquetes de avispas y abejas. Esta sustancia viaja por todo el cuerpo y en el caso de presentar alergia debes ser tratado de inmediato o puede provocar un shock anafiláctico.

Si eres de los que todo el tiempo está viendo moros con tranchete, es decir, que todos están en tu contra, lo más probable es que un solo piquete de abeja o avispa logre una inflamación histórica, lo cual pone en evidencia la poca tolerancia que tienes tanto a la crítica despiadada como a la que tiene una utilidad constructiva, tu falta de carácter y la manera en la que te conviertes en presa fácil de tus detractores o de quienes tú has decidido que lo son. Date cuenta de que esto es una oportunidad para que dejes de sentirte atacado, picoteado, alcanzado por los chismes y por el aguijón de todo aquel que te lanza su veneno, pon un alto a tus pensamientos negativos.

**Alergia a las plumas:** Se produce una inflamación pulmonar producto de la inhalación del polvo que guardan las plumas. Si pasas por un periodo en el que sientes que no levantas, que estás atado de pies y manos y que todo lo que intentas no surte efecto, te ahoga la sensación de no alcanzar una meta y eso te lleva a creer que eres incapaz de abrirte paso en la vida, es urgente que cambies la manera de percibir tu realidad. Tal vez esos baches están ahí para que te detengas y analices la manera en la que te has conducido y entiendas que es momento de que eso que consideras errores se conviertan en áreas de oportunidad.

## ALERGIAS ALIMENTICIAS

Una vez que se lleva a cabo la ingesta de algunos alimentos, el sistema inmunológico responde de diferentes maneras, incluso al inhalar determinados olores que despiden esos alimentos o trazas. Los más alérgenos son: pescado, leche, huevo, mariscos, cereales, frutos secos o semisecos y frutas que están cubiertas de pelo.

**Alergia a los lácteos:** Voy a enumerar todos los productos derivados de la leche para que no te quepa alguna duda sobre cuáles son: leche, queso, mantequilla, crema, jocoque, laban, yogur, cuajada, ghee, kéfir, nata, leche en polvo, leche condensada y leche de fórmula para recién nacidos. Da lo mismo si son de vaca, cabra u oveja, la alergia se va a presentar en todos los casos y con todos los productos en mayor o menor grado. Cualquier alergia que se tenga en relación con la leche es de vital importancia porque habla de la relación que existe entre tú y tu madre, no se trata de una buena o mala relación, sino del momento en el que se desarrolló. La leche, más que un alimento, es un símbolo de la manera en la que tú y tu madre convivieron o conviven, si son cercanos, si emocionalmente te cobijó, si solo te trajo al mundo y dejó que alguien más te educara, si se separó de ti por decisión propia o por imposición, si te hostigó con tantos cuidados o te controló y te impidió que fueras independiente. Todo eso es de vital importancia para que puedas interpretar correctamente lo que esta alergia te quiere decir, más allá de que no puedas beber o comer los lácteos.

Si tu alergia a la leche sucedió después de la adolescencia, tienes que regresar a ese momento y recordar si pasaste por alguna experiencia difícil en la escuela, con amigos o familiares que te hicieran necesitar a tu madre, pero, que al mismo tiempo, no tuvieras la confianza para hablar con ella por vergüenza, o te quedaste callado frente a un problema grave que hoy día llevas a cuestas. Haber perdido a una madre es una experiencia desgarradora para la que casi nunca se está preparado, por lo que la intolerancia a la lactosa puede desarrollarse después de este evento. Es tan doloroso no tenerla que cualquier cercanía a ese contacto de manera prefabricada o artificial te genera coraje o dolor y rechazo ante el hecho de no volver a estar cerca de su esencia.

Empieza a hacer una lista de las cosas que sucedieron, si no con tu madre, con quien haya adoptado esa figura en tu vida: tu abuela, tu tía, una madrastra, o en un periodo más adulto de tu vida una suegra o alguien que deseara que tú la vieras como madre o que la respetaras como tal. Estoy segura de que encontrarás a quien te ha puesto en jaque con este líquido vital y encontrarás la puerta que te lleve a encontrar sosiego y la cura a esta mala relación con quien en un momento determinado fue, quiso o deseó ser tu madre.

**Alergia al gluten:** Es una reacción que se produce al ingerir una proteína que está en el trigo, centeno y cebada. Con la harina de estos cereales se producen muchos alimentos y bebidas, entre los más comunes, el pan. Debes estar al límite de tus capacidades para seguir adelante si manifiestas esta hipersensibilidad, eso supone que no has digerido algunos eventos en tu vida que consideras como fracasos: un divorcio, la pérdida de un empleo, la muerte de un ser querido, no tener pareja, insatisfacción por conseguir lo que deseas, soledad, miedo a no tener medios económicos. El hecho de no generar lo suficiente para vivir y tu miedo te hacen entrar en crisis internas que no te dejan dormir, crees que si trabajas más horas tendrás más, pero eso no es cierto. Lo que sí te ayudará es poner la cabeza en la almohada y dejar que esos pensamientos se alejen para que te recuperes y desde la calma puedas empezar un nuevo día, libre de presión y de angustia.

**Alergia al pescado:** El pescado puede ser altamente alérgeno por las proteínas que contiene, que son en extremo termoestable, es decir, que resisten al calor y también al ácido cuando está en el proceso de digestión enzimático intestinal, lo que hace que el individuo se encuentre en un estado grave. Tanto en el pescado como en los cefalópodos, existe una alta probabilidad de que habiten los Anisakis (parásitos), que son los que pueden desatar la alegría. Tu nivel de tolerancia ante la situación que estás viviendo llegó a su límite y consideras que las cosas podrían haber sido diferentes; en otras palabras, internamente no estás contento con tus decisiones y aunque ya no hay manera de dar vuelta a la página, lo que te hace sentir mal es el hecho de que con antelación sabías lo que era mejor para ti, y aún así elegiste lo que te puso frente a una situación complicada y poco práctica. No obstante, te has llenado de cargas emocionales que dan vueltas y vueltas en tu cabeza sin solución. Es tiempo de hacer frente a todo aquello que te impide avanzar y poner límites en tu vida, recuerda que para todo hay solución, pero nadie puede arreglar las cosas por ti.

**Alergia a mariscos, moluscos y crustáceos:** es una reacción que presenta el sistema inmunitario frente a las proteínas que se encuentran en algunos mariscos. Esta alergia es una invitación a cuestionar qué tan alejado estás de ti, has procrastinado lo verdaderamente importante en tu vida anteponiendo las necesidades de otras personas antes que las tuyas, por esa razón esta alergia te trae de regreso para que te hagas cargo de tu persona. Pon atención a la manera en la que te relacionas con tu persona, le harás un gran favor a tu sistema nervioso al no estar preocupado por temas ajenos, de tal manera que lograrás recuperar naturalmente tu salud. Esta alergia también se presenta por el caso contrario, cuando eres sumamente despegado de tus semejantes de tal manera que sus necesidades no son algo que te ocupe. O sea, siempre ves por y para ti, no eres inclusivo, no te detienes a pensar o a sentir qué pasa en el otro. Te sentaría muy bien mirar a tu alrededor y darte cuenta de que no estás solo, hay personas en tu entorno que, aunque hoy no sean importantes para ti, algún día puedas necesitar.

**Alergia al huevo:** Los signos que se presentan varían de persona a persona, pueden ir de moderados a graves, desde una erupción en la piel, urticaria, congestión nasal hasta vómitos e indigestión. Tu vida puede estar estática y eso te hace sentir que no hay movimiento, que no despegas, que estás dentro de un cascarón que tiene límites y no puedes salir de ahí. También experimentas la sensación de no poder con tu vida o que lo que te está sucediendo es más de lo que esperabas enfrentar. No hay balance en algunas áreas de tu vida, tienes muchos retos y el tiempo que necesitas para ello no te alcanza. Sé que las cosas para ti no han sido fáciles, pero no pierdas la calma, recuerda que todo se acomoda si tú fluyes y confías en que hay una razón poderosa por la que las cosas se han manifestado así, confía.

## ALERGIAS VARIAS

**Alergia a los antibióticos y medicamentos:** La persona debe estar alerta en este tipo de intoxicación en caso de saber qué sustancias o antibióticos ponen en peligro su cuerpo, ya que si no se es precavido se puede llegar a la anafilaxia.

Presentar alergia a los antibióticos es el rechazo del individuo a la ayuda que se le brinda para combatir su infección o enfermedad, esto habla de la incapacidad para entender los diversos modos en los cuales se expresan las personas a su alrededor, o la manera en la que toma aquello que viene del exterior. El alérgico al antibiótico es cuadrado, estructurado, se mentaliza demasiado antes de entrar en acción y por esa razón no siempre disfruta de la vida y de sus bondades. Pasan de la efusividad a la seriedad más absoluta, su carácter es voluble y tienden a proteger mucho su intimidad, así como sus finanzas.

Esta persona debe aprender a fluir con su entorno, pues el hecho de ser alérgico no lo aleja de los demás. Tiene muchos conocidos, pero muy pocos que se digan sus amigos, por eso se le recomienda permitir que las personas le hagan preguntas simples como: ¿Qué tal la pasaste en vacaciones?, y que esto lo tome como algo natural para romper el hielo y tener una conversación. Debe empezar por cosas simples hasta fortalecer sus vínculos con las personas que le hacen sentirse bien y de esa manera permitir que lo ajeno no le haga daño, llámese antibiótico o un sujeto.

En el caso de presentar una alergia a un medicamento, es algo parecido al del antibiótico, porque aquí se presenta una resistencia a una sustancia que previene o cura una enfermedad y reduce sus efectos sobre el organismo. Esta persona tiene la creencia de que los demás gentiles carecen de inteligencia, su ego le impide tener relaciones cercanas, todos le tienen miedo porque estalla a la menor provocación, se exaspera si no obtiene respuestas inmediatas y soluciones alternas.

Como verás, en ambos casos se vive una polaridad, lo que sugiere una pérdida del equilibrio y para eso los extremos tendrán que tocarse, hermanarse y llegar a un arreglo de voluntades que dé paso a la convivencia con su persona, sin máscaras y desde la honestidad. Así podrá manifestarse la flexibilidad tanto para dar como para recibir.

**Alergia al látex:** Las personas alérgicas a este material reaccionan con una dermatitis visible, y en algunos casos, con comezón excesiva. Sin embargo, se han documentado casos de asma o rinoconjuntivitis. Este material se usa en cánulas, equipos para venoclisis, las ligaduras de las resorteras, pelotas, ropa interior y suelas de zapatos, etcétera.

Muy parecido a lo que le sucede a la gente alérgica al colorante artificial, al acercarse a una pelota, globo, o cualquier cosa hecha de hule, estas personas se hinchan o se les va el aire. Como en muchas alergias, depende de la persona, y en ocasiones se dan casos severos y graves. Deviene por una privación de la sana convivencia, es decir, niños a los que no se les deja jugar solos o en compañía de otros infantes, son supervisados por las madres y no permiten que se les acerque ni el polvo. También sucede cuando algunos infantes tienen huellas de abandono paterno y sienten el plástico como un reemplazo artificial de la figura que no está presente en su vida.

Se supone que el látex se expande y tiene la particularidad de ser elástico y ajustarse, pues esto es justo lo que no sucede en la vida de estas personas. Son inflexibles o no se adaptan al momento que están viviendo, sienten que no pueden soltar ni jalar, así que se encuentran frente a una encrucijada que les hace malas jugadas porque no pueden tomar una decisión, y ante tal hecho se inflaman y quedan inmóviles. Fluir, aceptar el presente y darse cuenta de que no eres el único en el mundo que pasa por situaciones difíciles te ayudará a sentirte mejor y a tomar las cosas con naturalidad.

**Alergia al sol:** Una persona intolerante al sol no necesita exponerse por mucho tiempo, los síntomas inmediatos surgen en la piel como eccemas, urticaria o erupciones y, en el peor de los casos, manchas.

Si el astro rey que proporciona la síntesis de la vitamina D para calcificar los huesos y las terminales nerviosas, entre muchos otros beneficios, te hace daño, pregúntate: ¿Qué te tiene tan enojado con la vida, contigo, con tus padres, con tu situación sentimental, con tu economía, con tus creencias o con las instituciones? Esto es más un tema de fondo que de forma, hay algo con lo que tropiezas cada vez que despiertas, no sabes qué más hacer y como no se resuelven tus temas, culpas a todos y no te queda otra opción más que quedarte a la sombra, donde no te ven o donde no quieres ser visto, donde no te van a molestar y donde no hay manera de que le dé la luz a tus proyectos, a ti, a tu carrera, a que alguien más te vea en el camino y desee estar cerca de ti o contigo. ¿Qué pasó?, ¿qué te sacó de la jugada? O, más bien, ¿por qué te saliste?, ¿por qué decidiste que ya no necesitabas más luz? O también puede ser, ¿por qué te cansaste de ser el organizador de los eventos de todos tus parientes y conocidos?, ¿en qué época de tu vida estás estancado? Una vez que respondas esta pregunta, te darás cuenta de que saldrán más y más respuestas para desahogarte y saber qué es eso que te quema como el sol y que te molesta tanto. No tengas miedo, toma papel y lápiz y anota todo lo que ya no forma parte de ti y necesita ser expulsado para tu mejoría en todas las áreas de tu vida.

## Adicciones

Algunas de las razones detrás de las adicciones que afectan a muchas personas son evidentemente la falta de autoestima, el miedo a asumir las responsabilidades, afrontar la realidad, depresión, etcétera. Detrás de cada una, hay una causa que empuja a desarrollar un comportamiento repetidas veces, tal como: fumar, comer desmedidamente, beber alcohol, entre otros que fomentan comportamientos adictivos y dependencias emocionales, sobre todo cuando se vive en ambientes conflictivos que determinan el desarrollo de conductas nocivas que fungen como placebos para evadir aquello que se está viviendo. En ocasiones, hay personas que utilizan las adicciones para sentir que están unidos o conectados a algo o a alguien.

Independientemente de que el medio donde se desenvuelve una persona le condiciona, así como su herencia familiar, las personalidades adictivas surgen como respuesta ante un ambiente emocional del que el individuo quiere evadirse, por esta razón hay que darse cuenta de que no es la droga la que ocasiona la adicción, sino el supuesto bienestar que a través de su consumo causa una dependencia.

Detrás de cada adicción hay carencias emocionales que no se subsanaron de manera adecuada y que en el presente son un verdadero problema, especialmente cuando no se desea ir hasta la raíz y confrontar.

## Adicción al azúcar

Éstos se consumen de manera desmedida cuando la necesidad de cariño o amor del individuo es tal que, al no encontrarla en sus semejantes, obtiene una sensación parecida a lo que sería recibir un cariño de alguien más. Esto provoca un estado de felicidad al que rápidamente cualquier persona se acostumbra y no quiere dejar. El azúcar brinda energía, por eso aquellos que pasan por un periodo difícil en sus relaciones personales o de trabajo se consuelan consumiéndola.

La adicción al azúcar se resuelve cuando afrontas tu realidad y aceptas que el hambre que tienes es de confianza y fortaleza en tus acciones, y que el alimento que necesitas es el amor propio y la autoaceptación.

## **Alcoholismo**

Quien es adicto al alcohol podría decirse que está dormido, porque en el fondo no quiere asumir sus responsabilidades, desea anestesiar el miedo al abandono y a que le hagan daño. Se mantiene entre la conciencia y la inconsciencia, desde ahí puede decidir estar a medias o no estar. La mayoría de las veces esta adicción está relacionada con la madre y la manera en la que ella se relacionó con su hijo. También se puede dar en caso de que este individuo haya sido concebido de manera inesperada y la madre haya sentido rechazo o negación al estado de gravidez y responsabilidad que implicaba el embarazo. También es cierto que la figura paterna juega un papel importante: si al igual que la madre, fue opresor o permisivo, eso lleva a un solo camino, a crecer con inseguridad y falta de autoestima.

## **Drogas**

Las hay de origen natural o sintético y se clasifican de esta manera:

- Estimulantes: Anfetamina, tabaco, MDMA, cocaína.
- Depresoras: Alcohol, canabbis, GHB, opio, benzodiazepinas.
- Alucinógenas: LSD, hongos, 2CB.

Cualquiera que ésta sea, es un anestésico que da la sensación de felicidad inmediata o de sentirse parte de algo, en general se utilizan para atenuar la sensación de soledad. El hecho de haber crecido sin una o las dos figuras de autoridad, el haberlas perdido por enfermedad, accidente o de cualquier manera que resulte traumática, serán motivo suficiente para que algunas personas se sientan lejos de lo que es una familia, del sentido de pertenencia al clan. En este caso, solo el amor que se transmita permitirá que vea lo que los demás quieren mostrarle y la manera genuina de algunas personas de integrarlo en su vida.

## Tabaquismo

Esta adicción es una de las más aceptadas y practicadas a nivel social, no obstante, su origen está íntimamente relacionado con las figuras de autoridad: padre, madre o aquellos que fungieron como tales. En el caso de padres ausentes, a través del humo, el hijo desea ocupar más espacio, que se den cuenta de que está presente, si no de manera óptica, por lo menos de manera olfativa. Es una forma de decir: "No voy a hablar, moverme o causar problemas, sólo voy a expandirme". Si uno de los padres fue en extremo asfixiante, tendrá un hijo que fume a escondidas para liberar toda la represión. Ya en una edad adulta podrá fumar frente a su padre, madre o ambos, pero de manera desafiante, dejándole claro que ahora hace lo que le viene en gana y que no está dispuesto a escuchar objeción alguna.

Ahora bien, aquella persona que fume de manera desmedida, es decir, más de cuarenta o sesenta cigarrillos al día tiene entonces que revisar en sus vidas anteriores, esto sucede porque tal vez en su vida anterior murió asfixiado por humo en un incendio y lo último que lo conectó con la vida fue ese humo, por esa razón cada que saca humo siente que se conecta con la vida o que está dentro de él. En este último caso puede ser muy amplio el sentido de interpretación, por lo que lo más recomendable es acudir a una terapia de regresión.

## Obesidad

Annie, una niña muy despierta y curiosa, desde pequeña desarrolló capacidades sociales que la hacían visible siempre, es decir, no había persona que no la conociera. Sin embargo, de manera súbita, dejó de ser sociable, desarrolló tics y la escuela ya no fue el lugar predilecto en el que podía jugar y aprender al mismo tiempo. Durante ese lapso empezó a subir de peso notablemente, no obstante, sus padres consideraron que era parte del desarrollo y no fue hasta que casi cumplió veintiún años que el sobrepeso le impidió la relación orgánica con sus semejantes, pues no había manera de que deseara entablar conversación con alguno de sus familiares. Fue en ese momento que sus padres intentaron ayudarle, la llevaron a todo tipo de especialistas nutricionales, hizo muchas dietas, pero no lograba reducir su peso. Entonces una hermana de su madre le ofreció llevarla con un terapeuta que le ayudara internamente a encontrar la causa que ocasionó su desajuste físico con carga emocional. Meses después se descubrió que ella había sido abusada por el hermano mayor de su vecina, con quien jugaba casi todas las tardes y en quien su mamá confiaba, ya que parecía ser feliz. A partir de ese momento ella dejó de sonreír, comía mal, estaba siempre nerviosa.

Annie empezó a cubrir ese abuso con una armadura corporal que le ayudara para que su agresor mostrara respeto, cuestión que nunca ocurrió, y aun cuando esa relación de amistad con la vecina se terminó, ella obviamente siguió construyendo barreras para que no la lastimaran, de tal manera que para no tener que compartir una banca o asiento y evitar que se sentaran junto ella, su cuerpo físico fungió como escudo. Su cuerpo llegó a significar: si quieres estar cerca de mí, no será lo suficiente como para que yo te haga un espacio, será enfrente, a mi derecha o izquierda, pero no junto a mí ni a mi vulnerabilidad.

Es obvio que el sobrepeso lo ocasionan múltiples razones, incluso desequilibrios hormonales que tienen un origen diferente al antes mencionado, no obstante, las razones principales para subir de peso son por convivir con padres o parejas agresivas o manipuladoras. Por más extremo que esto sea, hay muchos casos así, y la mitad de las veces las personas ni se enteran, creen que el otro está ahí dándoles gusto cuando en realidad solo manipulan la situación por miedo al abandono cuando su pareja se vea y sienta mejor. En ese caso, se necesita un amor propio muy grande para salir de esa relación y de ese estado de ansiedad tan complejo, por eso es importante acudir a un un profesional que le ayude al enfermo a hurgar en lo más profundo de sí mismo y le invite a preguntarse: ¿Qué quiero cubrir?, ¿qué recuerdos me hacen sentir culpa y vergüenza?, ¿siento alegría y respeto al verme en el espejo?, ¿qué recuerdos me lastiman y atormentan?, ¿quién abusó de mí hasta el punto de querer ponerme una barrera invisible para evitar ser agredido?

El momento de sanar llega cuando pierdes el miedo a ser lastimado, cuando te das cuenta de que no debes perpetrar un acto de violencia poniendo peso y cargándolo como un castigo por el daño recibido.

## Adicción al sexo

Esta conducta afecta al individuo, dado que no puede controlar su comportamiento sexual, esto quiere decir que se ha convertido en una obsesión y toda su energía se centra en repetir este proceder hasta el punto de perder la visión de lo que es su día a día, descuida su aspecto y otras cosas que son de suma importancia en su vida. Algunos de los rasgos que tienen estas personas son: narcisismo, búsqueda de la satisfacción constante y permanente, exaltación y, en algunos casos, también hay rastros de abuso o traumas durante la infancia, como haber visto a sus padres sosteniendo relaciones con diferentes parejas. La confirmación de tener una adicción al sexo es cuando el individuo tiene relaciones de manera compulsiva con el único propósito de calmar su ansiedad. La forma en la que puede lograr un tratamiento efectivo es cambiar su estilo de vida y buscar nuevas metas que le permitan ampliar su horizonte y ver que sus capacidades le llevarán a lograr una vida plena.

## 16

## El reencuentro

*"La enfermedad es una fotografía
de lo que es cada uno frente a sí mismo".*

Una tarde muy calurosa, de esas que no tienen piedad con el termómetro e invitan a los mosquitos y a cualquier insecto a devorar la piel de quien sea un bocado suculento, me dispuse a leer uno de esos libros que se quedan pendientes en el buró. Caminé hasta un lugar que me brindó paz en mis viajes anteriores, ahí se podía disfrutar el espectáculo del ocaso como si fuera una pintura perfecta. Caminé con la esperanza de permanecer en silencio y después regresar al centro de meditación. Casi al llegar me di cuenta de que había una persona ahí, me acerqué y traté de no ser intrusiva, así que me fui del lado contrario. Para mi sorpresa, al voltear, se me hizo conocida, en ese momento retrocedí y ella levantó la mano y me indicó que me acercara.

—Hola, Helen, disculpa si no te saludé, no te reconocí, ¿cómo estás?

—Georgette, ¡cuánto tiempo!, no me imaginé que estarías de nuevo acá, hace casi cinco años que nos conocimos, cuando empezó mi tema con el cáncer.

Quiero aclarar que no la saludé porque, en efecto, no la reconocí, su masa corporal había disminuido considerablemente, no tenía cabello en la cabeza ni en las cejas, supongo que por alguna quimioterapia o radiación. Sinceramente no tenía por qué especular e imaginar cosas, simplemente me senté a su lado, comprendí en ese instante que la lectura del libro era para después, se quedaría de nuevo en los pendientes.

—He venido los dos últimos años y no había tenido la oportunidad de encontrarte, quizá no nos cruzamos porque no supe que habías estado acá, pero qué lindo encontrarnos hoy.

—Yo también, pero seguro que por las distancias entre Suiza y México no ha sido fácil coincidir, aunque sabemos que ningún encuentro es fortuito.

Gracias a ese reencuentro, es que pude, con el permiso de Hellen, compartir contigo lo que ella me transmitió:

—¿Cuánto tiempo te vas a quedar?

—Dos meses, o lo que sea necesario, ¿y tú?

—Tres semanas y media.

—Cuéntame qué te trae de nuevo.

—Sinceramente, la necesidad de trabajar conmigo, de limpiarme de todos los asuntos que acumulo diariamente y renovarme para seguir adelante.

Hice una pausa e intenté no ahondar en algún tema sensible, tenía apenas dos días de haber llegado, olvidé que estaba en un lugar privilegiado donde hay cosas que sobran y lo que empieza a hablar es el ser humano desnudo, tal cual, así que le pregunté:

—¿Regresó?

Ella sabía a lo que me refería, pero, para ponerte en contexto, debo retroceder...

En la primera meditación a la que asistí en el Centro, años atrás, conocí a Helen, una mujer muy fuerte, tanto física como mentalmente. Ella estaba ahí porque le fue diagnosticado cáncer, la acompañaban su hija y su esposo, habían recorrido todos los hospitales de Inglaterra y Suiza, incluso habían ido a China a conocer a un acupunturista muy connotado, quien le ayudó mucho con el tema del dolor y le recomendó varias terapias con las que, según él, podría conectar con el tema espiritual de su enfermedad, cosa que en su momento ella consideró algo poco ortodoxo pero, bueno, acudió con un masajista y una mujer que le practicó auriculoterapia. En poco tiempo sintió una mejoría, pero no se curó, así que uno de esos días, sintiendo que su cuerpo físico estaba en condiciones de desventaja, escuchó hablar de este santuario donde nos encontrábamos y se subió al avión. Ahí me contó de todos y cada uno de los tratamientos que había recibido, tanto los alópatas, holísticos y algunos que podrían considerarse una superchería, sin embargo, como se dice de manera coloquial, "fue a todo". Esa mañana después de la meditación nos tocó asear la cocina, por lo que tuvimos tiempo de sobra para platicar, y desde ese día y hasta el final de mi estancia, los periodos de descanso fueron muy gratos en su compañía.

Recordé cómo empezó su historia, un día se despertó con un dolor leve en el pecho y algo dentro de ella le hizo saber que no se trataba de un simple dolor muscular, así que fue directo a ver a su ginecólogo, quien atinadamente, después de la auscultación, le mandó a hacer unos estudios. Después de unas semanas el resultado fue estremecedor: cáncer de mama. A pesar de lo comprometedor que podría significar tomar cualquier resolución, de inmediato se le hizo una mastectomía y posteriormente llevó un tratamiento durante varios meses, en los que se sintió bastante mal. Como suele suceder, en los momentos más difíciles la mente usa el recurso de los recuerdos, y eso le trajo la imagen y las palabras del acupunturista chino, quien le dijo que antes de practicarse cualquier cirugía encontrara el motivo por el cual ella se había enfermado, que justo ahí estaba la posibilidad de sanarse. En el pasado esto no tuvo mucho sentido para ella, incluso lo consideró ocioso, pero con el tiempo esas palabras fueron teniendo peso y por esta razón ella empezó a leer más que en toda su vida, cambió su alimentación y decidió que tenía que hacer algo diferente para obtener resultados distintos. Se encaminó en este viaje, uno de los tantos que todos los seres humanos hacemos en la vida, y henos ahí hace diez años.

En esa ocasión ella se metió de lleno en todas las actividades, se sintiera bien o mal, no faltó un solo día, hizo su mayor esfuerzo y debo mencionar que cada tarea que se hacía era parte del tratamiento: meditar, limpiar, cocinar, permanecer en silencio, ofrecerse como voluntario para diversos menesteres, lecturas, cantos, etcétera. Para mí, fue sorprendente verla en acción, siempre con una buena actitud y dejándole muy claro a su esposo y a su hija que se sentía plena y que de verdad valía la pena que hubiesen decidido ir hasta ahí.

Con los días las cosas se iban poniendo más serias, es decir, cuando una persona llega a estos lugares cree que todo lo sabe, o bien, piensa que el hecho de estar en un lugar de "reposo" va a significar el *fast food* espiritual, o sea, la forma simple de decir que con una semana de meditación y un mes de comida saludable, alejados del wifi en los confines del mundo con propósitos espirituales, sería suficiente para cambiar una vida de excesos, juicios, maltrato al cuerpo físico y muchas otras cosas que pudieron haber sucedido. El conjunto de circunstancias que cada ser humano vivió suma un enorme contenedor de experiencias que desencadenan una enfermedad. Digo que se ponía más serio porque, en apariencia, el primer día es como una receta de galletas de avena con chispas de chocolate: fácil en su preparación, rápidas en la cocción y ricas a la hora de degustar, pero una vez que pasó el primer día las cosas sufrieron una drástica transformación. ¿Dónde estaría toda esa metamorfosis? Ese cambio estaba nada más y nada menos que en la conciencia, sin ella, el nivel de pensamiento se amplifica porque se toma responsabilidad sobre el estado de todos los cuerpos que el hombre posee, físico, mental, emocional y espiritual, ahí no hay manera de eludir uno del otro, se hace un reconocimiento integral y por tal motivo se expresa un cambio físico. En esta fase se pueden experimentar todo tipo de malestares en los cuerpos antes mencionados, pero nada de qué preocuparse, es solo la manera de saber que lo que se está haciendo funciona y las reacciones son propias de lo que se va trabajando. Es como hacer ejercicio por primera vez: al día siguiente no hay parte del cuerpo que no esté adolorida, pero eso mejora bastante si se repite la rutina o se tiene un seguimiento metódico, en unos días se empiezan a ver los resultados. En el caso de la meditación y de todos los demás ejercicios espirituales es igual, la constancia permite ver el beneficio.

Helen comenzó con mucho empuje y conforme fue retroalimentada en sus meditaciones y otras actividades tuvo crisis muy graves. Se conectó con su niñez, en la que fue abusada por un familiar y nunca lo pudo decir abiertamente a sus padres por miedo. A partir de ahí su vida laboral no fue diferente, se dieron todo tipo de abusos en los que ella cada vez se sentía minimizada y triste. Dentro de su ser estaba creciendo un odio muy profundo y arraigado y ella lo sabía, pero no lograba descifrar qué pasaba en su interior, ni tenía un botón al cual presionar para detenerlo todo, solo que cada vez que esas situaciones se repetían, ella sentía que en alguna parte de su cuerpo se acumuló esa energía y progresivamente le hacía sentirse más sobrecargada.

Con el paso del tiempo pensó que se había librado de esa fuerza oscura y que había desaparecido para siempre, pero no fue así. Un día se dio cuenta de que su esposo la había engañado durante más de siete años con otra mujer y ahí le vinieron todo tipo de malestares, uno detrás del otro, como cascada. Una vez que él le pidió perdón y le prometió que no volvería a hacerlo, logró sentirse mejor, pero meses después, cuando todo en casa marchaba aparentemente bien, se presentó ese dolor que le avisó cómo estaban en realidad las cosas dentro de su cuerpo. Así que esto despertó "otra conciencia" en ella, algo diferente se manifestó como por arte de magia, se descorrió un velo y por medio de esta enfermedad ella decidió salir de su larga victimización y arreglar las cosas, aquellas que estaba dispuesta a enfrentar sin atenuar en ningún momento lo que pasó y las consecuencias que le trajeron. Puedo decir que lo hizo de una manera adulta y muy valiente.

Aunque todas las actividades diarias estaban organizadas, nadie incluso sabía lo que iba a ocurrir al día siguiente. Esto se escucha lógico porque, cuando hubiera una agenda de actividades, cada una de ellas obraría de manera diferente en las personas, por lo que era muy difícil saber qué seguiría, cómo se vería afectado el humor de cada persona, qué fibras se habían movido. Era casi imposible que alguien tuviera una idea real de lo que sucedería en el proceso espiritual del paciente por una razón muy simple: en los hospitales que todo mundo conoce hay protocolos, reglas, cambios de turno del personal médico y muchas otras cosas que no tienen que ver con lo que es el padecimiento en sí. Hablo del seguro social, de las tarjetas de crédito que se ofrecen como garantía para el pago de servicios, la última píldora que se proporciona para calmar un dolor, etcétera. En los hospitales del espíritu hay una dinámica diferente, no hay timbre para que la enfermera vaya corriendo en cinco segundos a ponerle el cómodo a una persona, ahí se lo pone uno mismo y no hay cómodos ni comodidades.

Aunque, claro, la comodidad llega cuando se logra que el cuerpo esté al servicio del alma y no el alma al servicio del cuerpo, pero para cuando esto sucede seguramente la persona logró muchas cosas que ni siquiera tenía en mente y el mismo tiempo le dio la oportunidad de encontrarse con ello.

Helen, por su parte, empezó a vibrar tan alto que la respuesta de su cuerpo físico fue inmediata; se veía —no necesitaba expresarlo— a leguas que había pasado algo, había sido el hecho de entregarse al proceso por entero, dejó que el dolor la atravesara como una lanza y no retrocedió en esos momentos. Al contrario, su mente y cuerpo estaban totalmente involucrados en esa experiencia, se fue tan atrás como sus registros akashicos se lo permitieron, se vio nuevamente viviendo pasajes de su vida en los que ella se percató que no hizo nada, es decir, permitió, permitió y siguió permitiendo, ahora desde la distancia reconoció que no fueron eventos aislados que le tuvieran como castigo malas pasadas, sino oportunidades que en su momento no supo aprovechar para levantar la voz, lo importante fue que logró verlo y eso se agradece independientemente de la situación por la cual se atraviese para abrir los ojos.

Durante esos días hicimos de todo: sumergirnos en las aguas heladas del lago en la madrugada, meditar todos los días dos o tres veces, escribir, y conforme pasaban los días se apilaban más vivencias y con ellas más revelaciones sobre uno mismo, sobre la vida y el para qué de todo lo sucedió en nuestra vida.

Hablo de esto como si fuera algo muy fácil de entender, pero vale la pena que explique de manera más organizada y exprese lo que en realidad es vivir una experiencia dentro de un centro espiritual al que llamó, sin temor a equivocarme, Hospital Espiritual.

## Hospital Espiritual

Si te preguntara sobre qué se te viene a la mente cuando piensas en un hospital, es probable que menciones aquel en el que un miembro de tu familia o amigo estuvo hospitalizado, o alguno en el que hayas tenido que estar varios días, o al que vas usualmente a una consulta. Hospitales hay muchos y cada quien se acerca al que le transmite confianza, ya sea por su personal, por las normas higiénicas y de calidad en el servicio y por muchas otras cosas que las personas encuentran al ser atendidas ahí. Muchas personas, con solo ver al doctor, ya experimentan un alivio, además de la confianza que se deposita en el lugar o en el profesional de la salud, en otros términos, se llama fe.

Ahora bien, la experiencia en el hospital espiritual es distinta, llega a la vida de alguien porque en términos de la doctrina esotérica —digámoslo así—, esa persona se conectó a la fuente y ahí recibió un mensaje de que tendría que visitar un lugar diferente para tener la oportunidad de recuperar la salud, y esa información si no fue por iniciativa propia, llegará al individuo enfermo por medio de alguien más a quien le tenga confianza. Si en este momento vino a tu mente la imagen de un lugar rodeado de aves del paraíso en floración mientras dos monjes con una charola de té chai mezclado con té sencha lo acercan a tu mano, quiero decirte que ese no es el lugar indicado, así que de inmediato borra esa visualización que Hollywood te regaló. Para empezar, en un Hospital Espiritual hay reglas y no hay lujos, si consideras que no tienes por qué ir a sufrir, te recomiendo un spa, los hay en todo el mundo, son muy caros y no son hospitales, pero ahí sí tendrás cinco redes de wifi, pantalla de última generación y un tiramisú de postre por si te apetece.

Cualquier lugar que se ostente de ser un Hospital Espiritual no necesita de grandes ornamentos, porque, para empezar, lo primero que se suprime son los obsesores, así que todo lo que sea un distractor en el tratamiento de una persona no tiene razón de ser ni de estar. Voy a enumerar las cosas que posiblemente no encuentres ahí:

- Habitaciones con aire acondicionado.
- Más de dos toallas.
- *Amenities* de aseo personal.
- Frigobar.
- Cajeros automáticos.
- Meseros, en estos Centros se tiene la tendencia a la comida buffet y servirse uno mismo.
- Máquinas expendedoras de comida chatarra.
- Albercas.
- Saunas.
- Bebidas alcohólicas.
- Cigarrillos.
- Centros que fomentan los vicios en todas sus formas.

Estos hospitales espirituales pueden estar en cualquier lugar del mundo, son atendidos por personas que pueden adosar entidades de altísimo nivel espiritual que se sirven de antena receptora, esa antena es un ser humano de carne y hueso y es a través de ellos que bajan a hacer su labor de sanación.

Cabe mencionar que aunque hay hospitales espirituales en todos los confines del planeta, no todos están ubicados en vórtex energéticos especiales que conectan directamente con lo que sería un agujero de gusano —un atajo— que llegue sin obstáculos hasta el reino de D´os, atraviese el sistema astral y evite el karma, que es la energía que emana directamente de la corteza de los astros, no del alma de ellos, que es lo que está en su interior.

Las personas que trabajan en estos lugares están muy alineadas a la energía de quien es el Sanador, Maestro, Líder o Preceptor, por lo tanto, son capaces de interpretar lo que necesita una persona, aun cuando ésta no lo sepa o no lo acepte, y por consiguiente, tampoco esperan el reconocimiento de los demás, así que puedes confiar en que aquello que te dicen es porque han logrado ver un poco más dentro de ti, o sea, si aceptas vivir una experiencia así, se infiere que has decidido darle a alguien la autoridad de ayudarte. En el caso de que eso no te guste, ni siquiera lo intentes, porque nada bueno va a salir de ahí, cualquier cosa que escuches no te va a gustar, no te vas a conectar y solo va a interrumpir tu proceso y el de los demás.

Si estás en un Hospital Espiritual, haz como Helen, asiste a todo, pero no porque vas a obtener algo, sino porque quieres hacerlo y sabes que te va a ayudar. Si esta vivencia no te ayudaría, entonces ni siquiera hubieses podido comprar el boleto para estar ahí. No tiene que ver con lo económico, sencillamente cuando algo no es para ti, no se da y punto, no hay más.

Las diferentes "actividades", por llamarlas de alguna manera, van poco a poco haciendo una limpieza profunda en la persona. Como ya lo mencioné, para cada individuo es un proceso único e irrepetible porque se pasa por muchos estadios del cuerpo, la mente, y el espíritu, suceden cambios voluntarios e involuntarios que ayudan a hacer un inventario de lo que hay en cada persona, qué la habita y cómo vive con ello.

Todo en estos lugares está diseñado para limpiar al espíritu de impurezas y esto puede llevarse su tiempo, lo que obra fuertemente para que esto ocurra es la intención con la que llegas ahí.

## Meditación

Las meditaciones eran diarias, a algunas personas no les gustaban porque el hecho de permanecer con los ojos cerrados por largas horas sin poderlos abrir les generaba angustia y les hacía sentir una especie de reticencia. O sea, desde antes de empezar ponían todo tipo de pretextos. Hasta a aquellos que decían ser maestros de cualquier práctica espiritual les costaba, en cambio, otras personas solo se encaminaban en la experiencia y se dejaban ir con grandes resultados.

Los momentos de meditación, tanto en los monasterios como en los santuarios que conozco, no están alejados del rigor, que es una palabra que me gusta, pues todo aquel que de verdad quiere trabajar su espíritu para ser más hospitalario con su alma y albergar en ella la presencia divina debe ser muy congruente y poco permisivo consigo. No se trata de actos heroicos donde corra la sangre o se castigue a uno mismo, sino que la manera en la que puede accederse a la expansión de conciencia y la conexión con la conciencia universal es a través del esfuerzo y el compromiso diario. Cualquier cosa que se haga a medias no logrará conseguir los resultados que se esperan.

En estos lugares los horarios de meditación variaban, ninguno empezaba después de las 8 a.m. y algunos sí a las 3:30 am en punto. Las formas también cambiaban, podía ser sentados en flor de loto con ropa tan cómoda como un sari, o bien ropa holgada para permitir que la persona se sintiera confortable. En los lugares menos estrictos se podían colocar unos antifaces para no abrir los ojos, en otros ni siquiera eso, lo que requería mucho control mental. En la postura, se pedía que la persona permaneciera lo más recta posible y conservara una posición muy controlada. Aunque todo esto parece muy difícil y suena a una orden, en realidad solo se llama congruencia. Te preguntarás: Pero si la persona está enferma, ¿por qué tiene que hacer eso? A quienes presentaban problemas de columna o algún impedimento para tener una posición muy rigurosa podían hacerlo en sus sillas de ruedas, y créanme que esas personas lo hacían sin queja alguna. Ahora bien, la postura de cada persona a la hora de meditar habla de la conciencia física que tiene sobre su cuerpo, por lo que eso también reeduca a todo el organismo y es parte del trabajo que debe hacerse cuando en verdad se está dispuesto a corregir y a encontrar el motivo que hizo física una enfermedad.

La meditación es un enlace para conectar al nivel más alto y profundo con inteligencias celestes, astrales y estelares, a través de su práctica continua obra milagros en la vida de las personas. ¿Por qué milagros? Porque se establece una conexión invisible con reinos cercanos y lejanos a la Tierra, con los Patriarcas, los Grandes Maestros que ya han trascendido con sus enseñanzas, con los Hospitales Espirituales y con las universidades cósmicas. En esos planos no hay tiempo ni espacio, por esa razón cada vez que una persona medita se siente mejor, de hecho, desea estar cada vez más conectado a esa energía, porque ahí se le revelan muchas cosas que le hacen saber que tal vez ya lo sabía, pero no había sido capaz de creer en sus visiones o en esa manera de encontrar otras respuestas.

En uno de los santuarios que visité en repetidas ocasiones, a la meditación le llamaban con un nombre muy particular, "la corriente". Al escuchar esto algunas personas pensaban en la corriente de agua de un río, en alguna práctica con electricidad, en un cuarto con diferentes aparatos de corriente que podían proporcionar a una persona una carga de energía, y sí, en efecto esto último se acerca más, pero la corriente en realidad era solo el momento de estar en total y absoluta contemplación.

## La corriente

La corriente es un flujo constante de energía al que trescientas personas se unían diariamente dos veces al día para meditar y sumar casi diez o doce horas. Es una práctica que permite que se dé una alineación en todos los cuerpos del ser humano.

La corriente es la más grande oportunidad de equilibrarse y de limpiarse de todas las situaciones negativas que una persona ha albergado durante la vida. Cuando se llega a un Hospital Espiritual todos llegan plagados de piojos, por así decirlo, de archivos adjuntos. Evidentemente, conforme pasan los días, esos adjuntos pueden empezar a sucumbir y la única manera de que se vayan de manera definitiva es entregarse diariamente a trabajar en la corriente, donde la energía de todos los ahí presentes se eleva y les permite acceder a la expansión de su conciencia.

## Los obsesores y el succionador

En las sesiones de meditación o en los ejercicios de contemplación se da por hecho que habrá una reflexión profunda que consiste en enfocarse en un objeto, pensamiento externo o en la conciencia propia. Estas prácticas pueden ser religiosas o terapéuticas. El ejercicio constante de ellas permite acceder al mundo espiritual donde se resuelven los problemas que tienen lugar en 3D, como las situaciones de enfermedad, bloqueos y conflicto, una vez que este hábito se vuelve constante se pueden vencer a los obsesores que alimentan al succionador. Sé que tienes curiosidad por saber quién es el succionador, pero también es de vital importancia que sepas quiénes o qué son los obsesores y de qué manera ayudan a que el succionador logre su objetivo y se apodere de ti, sí, de ti, de tu mente y en poco tiempo de tu cuerpo físico.

Desde el inicio de la creación, la conciencia divina dotó al hombre de capacidades sorprendentes. En una mente humana sería imposible entender todas las facultades con las que este ser de luz llegó: teletransportación, telepatía, bilocación, inmunidad física y acceso ilimitado a la sabiduría. Esto suponía un ser humano en pleno equilibrio y conciencia de sí. Era tanta la belleza que albergaba su existencia, que en él converge todo el amor con el que habría podido ser plasmada tal perfección. Posteriormente el hombre quiso ser como su Creador, no se conformó con ser solo la obra, así que en ese momento devino una desarmonización en toda la estructura. El resultado de esta circunstancia originó lo que el día de hoy llamamos caos, conflictos, cataclismos, enfermedades, guerras, odio y, sobre todo, dolor.

Este sentimiento de dolor no llegó solo, vino acompañado de un sentimiento muy popular y conocido que se ha enquistado en el ADN de los seres humanos y se llama miedo. Este sentimiento ha sido el causante del secuestro más largo del que se haya tenido memoria en la historia de la humanidad, y hoy se lucha desde muchos lugares para exterminarlo. Aunque hay métodos para librarse de él, no han tenido el resultado esperado. Así que en el presente, la mente humana está bajo el dominio de miles y millones de obsesores que están al servicio del succionador y le ayudan en su tarea de impedir que el hombre sea libre, sano, y que recuerde cuán feliz puede ser si vuelve a trabajar para acceder al canal de conexión con la fuente, con su primer hogar, con su propósito original y la emanación del pensamiento divino donde está contenida toda la información desde antes de la Creación como nosotros la conocemos.

Algunos obsesores suelen presentarse de manera atractiva, son energías negativas que se sirven de los dispositivos móviles y lo que las personas consiguen a través de ellos, es decir, desde juegos en línea, apuestas, alimentos, sexo, drogas, y muchas otras cosas que los mantienen apartados de los demás, los hacen vivir en su mundo sin importarles lo que les suceda.

Una de las funciones primordiales de los obsesores es ocuparse de confundir a las personas, robarles la tranquilidad, hacerlos sentir mortales, enfermarlos física, mental y espiritualmente. Los convierten en sus presas y les quitan la capacidad de ser libres, están atados a pelear con esa energía o bien a resignarse y a vivir dentro del *black mirror*[15].

Hay quienes visitan los hospitales espirituales desde la resistencia, es decir, buscan que el guía los sane, pero no tienen fe en el tratamiento. Desde el momento en que compran el boleto aéreo empiezan el viaje, dado que cada una de las cosas que les sucedan a partir de ese momento tienen que ver con el tratamiento que cada persona necesita para su curación física y sanación espiritual. Esto va más allá, es un proceso de trabajo interior y, ¿por qué no?, de recogimiento que debe realizar esa persona para llevar su curación y sanación al siguiente nivel. Y, ¿cuál es ese nivel? El de la fe.

Cuando se pide ayuda desde la falta de fe, desde la incapacidad de creer en que vas a sanar y solo se hace como un último recurso, no va a pasar nada. Aquí es donde suceden las cosas extraordinarias de aquellos que se sanan y de aquellos que no. En mi punto de vista, ambos casos son extraordinarios, el que sanó porque pudo cambiar su mente, esparció las sombras de su ser fuera de su propio cuerpo; y el segundo depositó la responsabilidad de su salud en todo cuanto hay en Hospital Espiritual sin creer que lo merecía.

### El gran portal

Creo que no podría hablar de un portal sin recurrir a la ciencia ficción, y es que solo cuando se lee o se ve una película de este género es que se puede acceder a lo que en realidad es. De pronto, en una pared de algún lugar del mundo se abre una "puerta" hecha de energía parecida al plasma. Se ve claramente cómo algún viajero en el tiempo llega al momento presente o viceversa. Estos "portales" se encuentran en coordenadas específicas y se convierten en el vehícu-

---

[15] Espejo negro, sinónimo de teléfono celular.

lo que habrá de "transportar" a una persona de un lugar a otro. Su función es ser usados en cualquier "tiempo, espacio" para fines "benéficos", que permitan interactuar en las diferentes líneas de tiempo que existen con la finalidad de restituir el orden y dar a la humanidad un beneficio.

Es cierto que puede leerse complicado. Sin embargo, eso es lo que un portal significa, y más adelante sabrás por qué es necesario hablar del portal y su función.

## Tipos de Portales

Hay diferentes tipos de portales, unos son interdimensionales y otros de tiempo y espacio. Hay otros que son de posicionamiento, se llega en el mismo tiempo y en el mismo espacio. Un portal interdimensional te va a llevar a otra realidad, a otro universo gemelo.

Porque hasta que mueres abres la puerta del alma a otro plano, y dependiendo de la sintonía en la que terminó tu existencia, entonces subes a un plano superior, te quedas en astral, o bien no prosperas en tu evolución.

Los Hospitales Espirituales son un punto resguardado por entidades de alto nivel espiritual, quienes fungen como un aro de luz donde se cruzan las líneas de poder de la Tierra para que las personas conecten como antena a sus seres superiores. Es como Stonehenge cuando recibía seres ultraterrestres, interdimensionales y dimensionales, y hay planetas del universo en el que vivimos que pueden convivir en una conexión con un plano superior que solo se puede sentir por el nivel de energía que hay ahí.

Esos portales tienen la particularidad de conectar los campos magnéticos de la Tierra y del Sol y se encuentran en lugares de difusión electrónica, lo que da lugar a una vía continua entre la Tierra y la atmósfera solar, lo que significa que estos lugares sirven como puentes. "Los puentes sirven para pasar de un lugar a otro y por ello simbolizan un medio de cruzar de nuestra realidad ordinaria a otra superior y sagrada. Del otro lado de este puente está la parte más sagrada del bosque, si al cruzarlo logras que tu conciencia perciba esa otra realidad, habrás pasado la prueba de tierra"[16].

## Haciendo la paz

Helen pasó por todos los procesos antes mencionados y en apariencia le habían surtido gran efecto. Durante unos años logró mantenerse saludable y darse cuenta de que solamente ella era la responsable de su salud. No obstante, un día se dio cuenta de que no había perdonado a su exesposo del todo, ya no era él, sino ella en relación con cómo lo seguía percibiendo. Es decir, se dio cuenta de que aún le quedaban rescoldos del pasado que no sanaron, aún quedaban restos de ira, frustración y malestar que durante años fueron la causa de su gran pena y dolor. Ella sabía que si quería mantenerse sana debía eliminar toda impureza física, mental y emocional que pudiera ocasionar algún bloqueo que impidiera una relación saludable con su entorno. Pasó muchos meses decodificando qué mecanismo le disparaba esos pensamientos y actitudes destructivas, razón por la cual llegó hasta la médula de aquello que quería descubrir y se dio cuenta de que durante muchos años fustigó su cuerpo físico con todo tipo de agresiones que, por consiguiente, trajeron una enfermedad muy agresiva. Ella hizo todo lo que estuvo en sus manos para sanar, sin embargo, esto fue lo que ella me dijo:

—Sabes, Georgette, hice todo, me di a la tarea de encontrar la razón de mi enfermedad, encontré todas las causas que me desequilibraron, supe que tenía una oportunidad de salir adelante, por eso me entregué a todos los procesos que previamente compartí contigo. No obstante, en esta ocasión solo vine a despedirme de este lugar que tantas bondades me dio y a hacer la paz.

—Eso quiere decir que vienes a agradecer y te regresarás a tu país...

—Vengo a agradecer y a soltar.

---

[16] *Los Siete Rayos*, Velasco Piña, Antonio; Punto de Lectura.

—¿Y eso qué quiere decir?

— Mira, hay personas que lograron salir de la oscuridad, es decir, las sombras lograron esparcirse de su vida. Yo intenté hacerlo, pero los pensamientos negativos regresaban a mí una y otra vez. Durante mis visitas a este lugar conocí personas que de verdad dejaron atrás el pasado, ellos simplemente hicieron borrón y cuenta nueva, porque se dieron cuenta de que no valía la pena seguir así. Yo creí que lo había conseguido y seguro esto también les ha sucedido a muchas otras personas. Fue ahí que entendí que mi recipiente había sido muy expuesto y estaba cansado de tantos embates que yo misma había generado para entender que estuve confundida durante muchos años. Cuando me creía feliz, era completamente infeliz porque no sabía que mi esposo me engañaba; cuando descubrí que estaba enferma deseaba recobrar la salud y no pensaba en ser amada por él. Justo ahí aprendí a amarme sin condición, a conocer que el propósito que según yo vine a realizar en este plano no era el verdadero propósito de mi alma.

—Helen, ¿me estás queriendo decir que solo viniste a agradecer que te diste cuenta de todo eso antes de partir, y que una vez que hayas hecho la paz contigo estás lista para salir de esta encarnación?

—En efecto, querida mía, se me otorgó la más grande oportunidad que un ser humano puede tener: resarcir sus fallas, pedir perdón a quien lastimó, perdonarse y no esperar a que alguien que me lastimó me pida perdón. Yo perdono de corazón a esas personas y les agradezco profundamente que a través de un gran dolor hayan encontrado el camino para brindarme una lección que yo no lograba entender, aprender y aprobar. Estoy casi lista para cuando venga el ángel de la muerte y eso no tarda mucho en suceder. Sin embargo, con ese ángel no se puede conciliar, cuando su mirada se encuentra con la tuya ha llegado el momento. No es que yo no quiera vivir más, pero me di cuenta de que mi cuerpo mental no me daba tregua y eso fue lo que impidió mi restablecimiento total. Si hubiera podido acallar mis pensamientos habría tenido la manera de curarme y sanarme.

—Entiendo que todo lo que sucedió en tu vida valió la pena para que consiguieras regresar al todo, a la unificación.

—Justo por eso estoy en el proceso de reconciliarme conmigo, a dejar de una vez por todas de flagelarme, a regalarme humildemente unos días de paz y tranquilidad para meditar y abrir las puertas que cerré con mis acciones, para que cuando mi alma logre salir del búnker sea recibida en los reinos celestes y no se quede a vagar en los reinos cercanos. Ya que entendí que pude modificar mi historia teniendo cuerpo físico y no lo hice, quiero alcanzar el mérito de trabajar mi entrada al plano celestial con la conciencia que desarrollé en este cuerpo y que al final recordó el pacto que tenía con el Creador antes de bajar nuevamente a la Tierra.

—¿Estás lista para emprender el vuelo?

— Estoy en los últimos detalles.

—Una de las cosas más maravillosas que ofrece la estancia en la Tierra, es la posibilidad de lograr actos de conocimiento como dormir, comer, y muchas otras actividades que son parte de todo lo que realizas al encarnar una o más veces. Es decir, todo lo que experimentas a través de un cuerpo físico es algo casi imposible de alcanzar en otros espacios dimensionales, donde las formas de vida son un tanto diferentes de lo que se vive en 3D. Tú te has dado cuenta de que el espíritu nos permite entender la relatividad de todo, estos años aprendiste a tener un ego sano, te integraste al prójimo que para ti fue un antídoto para el dolor. Al entender un instante de tu vida, pudiste comprender la eternidad que es D'os mismo y por ello lograste tener un intercambio continuo y saludable cuando te dirigiste a Él, cuando tuviste la necesidad de hallarlo en el crepúsculo.

—Cuando me di cuenta de que gran parte de esta biografía sería la base sobre la que construiría el 80% de mi identidad futura, entendí que cuando ves al cuerpo como es y no como lo supones es conmovedor, porque si hay algo extraño para el alma es el cuerpo. Comprendí que la importancia de causar efectos es salud, ya que haces gimnasia espiritual. En ese momento, si te preguntas quién eres puedes contestar: ese que es capaz de crear efectos.

—La provocación más grande que tuviste para atreverte a pensar más y reducir el dolor fue tu enfermedad, ya que el dolor genuino es muy poco, de eso me di cuenta cuando reconocí que llegué aquí por terrores baldíos y que en realidad el dolor más grande que yo experimenté y me devastó por completo fue el dolor de la ignorancia. Era una sed y necesidad de conocimiento del mundo espiritual, fue algo paradójico, porque el conocimiento te brinda dolor para ser superado a la brevedad porque se vuelve una herramienta a tu favor, pero el dolor de la ignorancia impide que recobres tu conciencia eterna y la serenidad, que es el estado perfecto.

—Tienes toda la razón, pensar en mi muerte me ha permitido jugar mejores juegos, es como el lenguaje que nació del esfuerzo: primero fue un grito, ahora es una arquitectura minuciosa que hace que ese grito se convierta en un nuevo lenguaje, mismo que me devolvió la dignidad porque pude hablar conmigo y con la conciencia universal.

— El espíritu es capaz de curar y modificar su envoltura física si es consciente y educado, los genes determinan una tremenda cantidad de lo que le va a pasar y hasta de lo que se puede enfermar el cuerpo humano, pero aún la cuestión genética es inferior al ejercicio de la conciencia.

—Todo el proceso nunca me hizo sentir como mortal, eso impidió que se filtraran en mi mecanismo de muerte. Decidí hacerme responsable de lo que fui creando en mi vida y trabajar para llegar al lugar en donde sí existe la vida eterna, por eso busqué todo tipo de ayuda, porque me di cuenta de que lo mejor que puede suceder es nacer, vivir y morir despierto. Esto puede conllevar un proceso doloroso que es una enseñanza para quien lo vive, en ocasiones cuesta un cuerpo, sin embargo, esto permite que se lleve a cabo una corrección sucesiva en las vidas.

—Muchas personas están muriendo y no se dan cuenta. Durante un día entero pueden no ser conscientes de sí mismos, y es el equivalente al estado de quien agoniza. Son las personas que no están dispuestas a expandir su consciencia, pero cada uno elige su camino y eso da por anticipado una idea del destino final.

—Tal vez esta plática sea la última que tengamos físicamente, puedo decirte que estoy lista, me voy a ir sin deberle nada a nadie y mucho menos a mí. He tenido el tiempo suficiente para terminar mis tareas y aprendizajes. Ya no tengo miedo porque he conocido la sabiduría del mundo espiritual y eso me hace más fuerte que nunca.

—Lograste hacer la corrección que tenías asignada y eso es un gran mérito, has hecho este viaje con mucho honor y me siento afortunada por haber coincidido contigo y por compartir tu experiencia en este plano, has sido una gran maestra en este tramo del camino y me has hecho recordar que:

Yo soy la vibración que puede cambiar el pasado y viajar al futuro, soy el presente que me brinda la oportunidad de corregir todas y cada una de mis vidas anteriores, soy esa emanación de luz que ha viajado eones para recordarme que soy parte de la conciencia unitaria que está en todas partes y manifiesta el amor que fue la savia que alimentó al árbol de donde proviene mi alma. Soy mi madre y mi padre, mis hermanos, mi hijo y mis ancestros, soy eternidad que un día regresará a la casa de donde provengo, soy un cuerpo agradecido porque hay un alma que lo guía en su proceso de aprendizaje, soy el maestro y el alumno, soy el que soy, y te venero, te respeto porque tú eres yo, y yo soy tú, y en el vasto universo tú y yo somos lo mismo y esto se trata de ti, sí, de ti que estás leyendo este libro.

*Del dolor al amor* de Georgette Rivera
se terminó de imprimir en septiembre de 2023
en los talleres de
Litográfica Ingramex, S.A. de C.V.
Centeno 162-1, Col. Granjas Esmeralda, C.P. 09810
Ciudad de México.